L'Eczéma
des Nourrissons

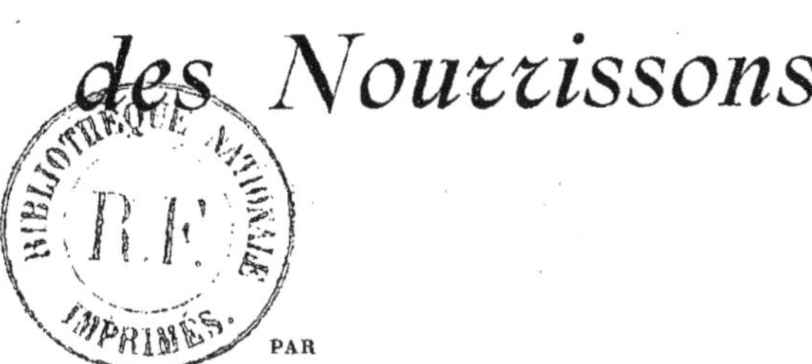

PAR

Le Dr Fernand QUILLIER

ANCIEN EXTERNE DES HOPITAUX DE PARIS

MÉDAILLE DE BRONZE DE L'ASSISTANCE PUBLIQUE

MONITEUR A LA CLINIQUE D'ACCOUCHEMENT ET DE GYNÉCOLOGIE DE LA FACULTÉ

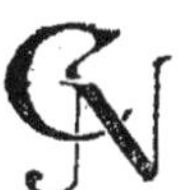

PARIS

C. NAUD, ÉDITEUR

3, RUE RACINE, 3

—

1901

L'Eczéma des Nourrissons

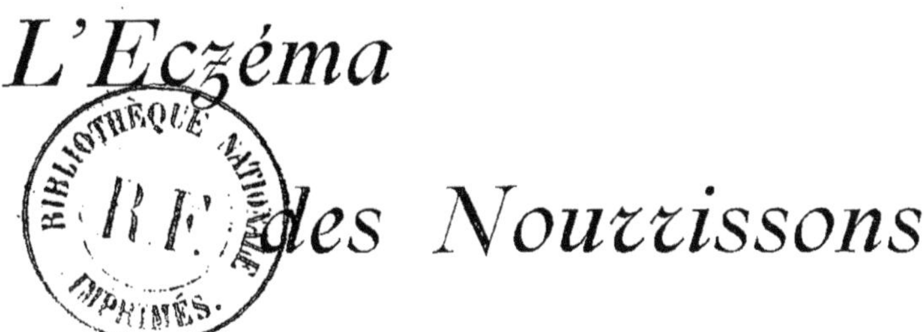

PAR

Le Dr Fernand QUILLIER

ANCIEN EXTERNE DES HOPITAUX DE PARIS

MÉDAILLE DE BRONZE DE L'ASSISTANCE PUBLIQUE

MONITEUR A LA CLINIQUE D'ACCOUCHEMENT ET DE GYNÉCOLOGIE DE LA FACULTÉ

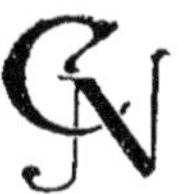

PARIS

G. NAUD, ÉDITEUR

3, RUE RACINE, 3

—

1901

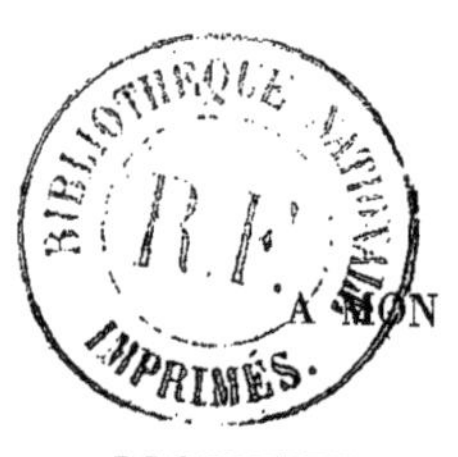

A MON PRÉSIDENT DE THÈSE

MONSIEUR LE PROFESSEUR BUDIN

PROFESSEUR DE CLINIQUE OBSTÉTRICALE
MEMBRE DE L'ACADÉMIE DE MÉDECINE
OFFICIER DE LA LÉGION D'HONNEUR

A MES MAITRES DANS LES HOPITAUX

MONSIEUR LE DOCTEUR CHAPUT

CHIRURGIEN DE LA PITIÉ
CHEVALIER DE LA LÉGION D'HONNEUR
EXTERNAT 1897

MONSIEUR LE DOCTEUR Fernand WIDAL

PROFESSEUR AGRÉGÉ A LA FACULTÉ DE MÉDECINE
MÉDECIN DES HOPITAUX
CHEVALIER DE LA LÉGION D'HONNEUR
EXTERNAT 1898

MONSIEUR LE DOCTEUR GAUCHER

PROFESSEUR AGRÉGÉ A LA FACULTÉ DE MÉDECINE
MÉDECIN DE L'HOPITAL SAINT-ANTOINE
CHEVALIER DE LA LÉGION D'HONNEUR
EXTERNAT 1899

MONSIEUR LE DOCTEUR CHEVALIER

CHIRURGIEN DES HOPITAUX
EXTERNAT 1900

MONSIEUR LE PROFESSEUR BUDIN

PROFESSEUR DE CLINIQUE OBSTÉTRICALE
MEMBRE DE L'ACADÉMIE DE MÉDECINE
OFFICIER DE LA LÉGION D'HONNEUR
EXTERNAT 1901

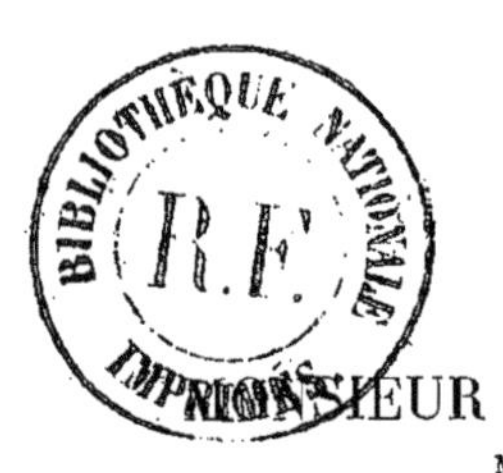

A

MONSIEUR LE DOCTEUR HUDELO

MÉDECIN DES HOPITAUX

MONSIEUR LE DOCTEUR MARION

PROFESSEUR AGRÉGÉ A LA FACULTÉ DE MÉDECINE
CHIRURGIEN DES HOPITAUX

PRÉFACE

Avant d'aborder l'étude de l'eczéma chez les nourrissons, c'est-à-dire de l'eczéma qui atteint les enfants n'ayant pas encore dépassé le terme de la seconde année, il nous faut tout d'abord préciser ce que nous entendons par le mot eczéma.

Peu de mots dans la littérature médicale ont donné lieu à un aussi grand nombre d'interprétations. Pour les exposer toutes, il nous faudrait faire l'historique complet de la question. Longtemps confondu avec les gourmes, il semble que l'eczéma ait été connu de tout temps et observé dans tous les pays, puisque l'on retrouve dans Hippocrate, Celse, Gallien, ainsi que dans les auteurs arabes des descriptions, confuses il est vrai, mais qui laissent supposer qu'il s'agit d'éruptions croûteuses. Le mot gourme a disparu du cadre nosologique, mais auprès des personnes étrangères à la médecine il a conservé toute sa valeur. Ce n'est qu'au cours du xixᵉ siècle que l'eczéma s'est nettement affirmé comme entité morbide. Nous n'insisterons pas davantage ; d'autant plus que cet historique a été fait tout récemment par M. Brocq dans un rapport publié dans les annales de dermatologie de 1900. L'on est d'accord aujourd'hui pour admettre que « l'eczéma est une dermatose inflammatoire, caractérisée par une rougeur congestive, accompagnée de tuméfaction, sur laquelle se développent des vésicules, petites, acuminées et confluentes, de très courte durée, dont la rupture donne lieu à l'écoulement d'un liquide transparent, se coagulant sous forme de croûtes, auxquelles succèdent des squames furfuracées, puis une induration du derme marquée dans l'eczéma chronique (1) ».

Cette dermatose est bien connue et bien décrite chez l'adulte. Elle est chez lui sans gravité immédiate. Par contre elle revêt une grande importance en médecine infantile et tout particulièrement chez le nourrisson. Parmi les manifestations cutanées qui se montrent chez les tout jeunes enfants, l'eczéma tient le premier rang. De plus cette dermatose s'accompagne de prurit intense ; elle est douloureuse. En outre elle est souvent rebelle à toute thérapeutique et ouvre la porte à des infections cutanées diverses, peut-être même à des répercussions viscérales ?

Mais ce n'est pas dans ces considérations que réside à proprement parler l'intérêt de l'eczéma des nourrissons. C'est qu'il présente des caractères qui, dans une certaine mesure, le différencient de l'eczéma des enfants plus âgés. Son aspect objectif, son étiologie, son traitement sont un peu différents. Ces divers points ont attiré notre attention, ce sont eux que nous avons l'intention d'étudier au cours de ce travail.

---

(1) Traité de médecine et de thérapeutique Brouardel et Gilbert, t. III. Article des maladies de la peau par Gaucher et Barbe.

Mais, auparavant, qu'il nous soit permis de remercier notre maître M. le P\u1d63 Budin, dans le service duquel nous avons eu la bonne fortune de terminer nos études. Nous lui serons toujours reconnaissant du très grand honneur qu'il nous a fait en daignant être l'inspirateur de notre thèse.

Qu'il nous soit permis également de remercier Mʳˢ les Dʳˢ Macé, Perret et Chéron, chefs de clinique obstétricale de la Clinique Tarnier, ainsi que M. le Dʳ Planchon, pour les excellentes leçons et les bons conseils qu'ils nous ont donnés au cours de cette année.

INTRODUCTION

DIVISION

Les manifestations cliniques de l'eczéma des nourrissons sont bien connues ; au contraire les conditions étiologiques qui déterminent ou favorisent son apparition prêtent encore matière à controverse. Aussi peut-on voir les théories pathogéniques se succéder les unes aux autres, se transformer, disparaître, ressusciter.

I. Nous passerons donc rapidement sur les manifestations cliniques, symptômes, complications, diagnostic et pronostic.

II. Mais nous étudierons avec soin l'étiologie. Nous insisterons tout particulièrement sur un point spécial de l'étiologie, car les observations recueillies à la consultation de nourrissons de l'hôpital de la Clinique Tarnier nous ont fourni quelques renseignements intéressants. Du reste sur ce sujet nous ne serons que l'interprète de notre maître, M. le Pr Budin.

III. La thérapeutique enfin découlera tout naturellement de cette étude étiologique.

Il existe à l'hôpital de la Clinique Tarnier une consultation de nourrissons, exclusivement réservée aux enfants nés dans le service du Pr BUDIN. L'on peut voir ainsi chaque vendredi défiler dans la salle de la consultation une centaine d'enfants. Ces enfants sont pesés et examinés avec le plus grand soin. Sur un registre spécial sont inscrits leurs poids et les renseignements les concernant. Aussi, quand une manifestation cutanée se déclare chez eux, peut-on la suivre pendant tout le cours de son évolution. C'est dire que nous avons été très bien placé pour mener à bonne fin ce travail.

CHAPITRE I

MANIFESTATIONS CLINIQUES

L'on a accusé l'allaitement artificiel et même l'allaitement mixte de déterminer chez les nourrissons l'eczéma, ou tout au moins de favoriser son apparition, alors même que l'on évitait avec soin la suralimentation. M. Comby, dans son article sur l'eczéma dans le *Traité des maladies de l'Enfance,* écrit : « L'eczéma n'est pas inconnu chez les enfants allaités par leur mère ou par une bonne nourrice. Mais d'ordinaire c'est dans l'allaitement artificiel que l'eczéma se rencontre, et il est bien rare qu'un enfant nourri au biberon ne soit pas sujet à ces croûtes de lait, à ces feux de dents, à ces dartres sèches, squameuses, croûteuses de la face, du cuir chevelu qui servent à désigner l'eczéma. », Il nous semble, au contraire, que l'eczéma se montre avec une préférence marquée chez les enfants nourris au sein par leur mère ou par une nourrice mercenaire. Le registre de la consultation des nourrissons de la Clinique Tarnier nous en fournit une preuve évidente. En faisant le relevé des 3 dernières années, nous avons trouvé 19 cas d'eczéma. Parmi ces 19 nourrissons ayant présenté de l'eczéma, 19 étaient nourris au sein par leur mère.

Au mois d'août 1901, pendant les vacances, nous

avons eu le plaisir de rendre visite au docteur Léon Dufour, de Fécamp, le créateur de cette Goutte de Lait modèle, qui a rendu et rend encore de si grands services, et dont les bienfaits ne se comptent plus. Bien malgré lui, le Dr Dufour est forcé de faire de l'allaitement artificiel ou de l'allaitement mixte. C'est ainsi qu'au mois d'août dernier il nourrissait journellement plus de 200 enfants. C'était là un chiffre élevé, et ainsi s'ouvrait devant nous un vaste champ d'expérience. Parmi ces nourrissons aucun n'avait présenté et ne présentait d'eczéma. Bien plus, le Dr Léon Dufour nous disait que chez les enfants soumis à l'allaitement artificiel, bien dirigé, il n'observait pas d'eczéma. « Si vous réglez bien les repas de vos enfants, comme heures et comme rations, si vous les sortez tous les jours, si vous les tenez bien proprement, si vous aérez largement vos demeures, *ils n'auront jamais* de convulsions, de gros ventre, *d'affection de la peau,* et fort rarement des maladies autres (1). » C'est aussi ce que dit le Pr Budin (2) : « *Nos enfants soumis à l'allaitement mixte ou à l'allaitement artificiel ne présentent jamais d'eczéma,* mais aussi comme vous pouvez le constater, ils sont tous tenus très proprement par leur mère, *et comme nous évitons soigneusement chez eux la suralimentation,* ils n'ont que très rarement des troubles digestifs. »

Et cependant l'eczéma des nourrissons est fréquent.

Parmi les affections cutanées qui atteignent l'enfant

---

(1) Goutte de Lait fécampoise. Extrait du livret que l'on remet à chaque mère.

(2) Budin. Le Nourrisson. O. Doin. Paris, 1900.

pendant les deux premières années de son existence, l'eczéma vient en première ligne. Le D' Léon Perrin, dans une communication faite au Comité médical (1) fournit une statistique tout à fait probante. Sur les 2011 enfants ; auxquels le Dispensaire de la rue Saint-Sébastien, à Marseille, a donné des soins médicaux ou chirurgicaux pendant l'année 1893-94, 272 ont été spécialement traités pour des affections de la peau et du cuir chevelu. Dans cette statistique des maladies de la peau et du cuir chevelu ne figurent que les malades qui ne présentaient pas d'autres affections médicales ou chirurgicales. Sur 272 manifestations cutanées, l'eczéma s'est montré 91 fois ; l'impetigo vient après (65 cas). Cette statistique porte sur des enfants allant jusqu'à 15 ans, aussi une division s'imposait-elle, et l'on a divisé les eczémas en deux catégories : ceux qui sont observés jusqu'à l'âge de deux ans (eczéma des nourrissons), et ceux qui se montrent chez les enfants plus âgés. Dans cette statistique, la première catégorie comprend 41 cas, la seconde 50 cas. A la Clinique Tarnier, du 1er novembre 1898 au 1er novembre 1901, 838 nourrissons ont suivi la consultation, plus ou moins longtemps, 19 enfants ont eu de l'eczéma.

Ainsi donc le nourrisson présente souvent des manifestations cutanées, dont l'eczéma est certainement la plus fréquente. Comment se manifeste-t-il, et où va-t-il siéger ?

______

(1) Perrin (L.). Maladies de la peau et du cuir chevelu, observées au Dispensaire des Enfants malades pendant l'année 1893-94. *Marseille médical*, 1895, n° 23, p. 710-719.

Article premier. — **Symptômes.**

Il est fort difficile de faire une description clinique type de l'eczéma des nourrissons, car les variétés objectives en sont fort nombreuses. C'est une affection essentiellement polymorphe, et ses caractères s'associent, se confondent, se succèdent, créant ainsi autant de formes diverses. Il n'y a pas un eczéma, mais bien des eczémas, différents par leurs formes cliniques, leurs causes. Cependant voici le plus souvent ce qu'il est permis d'observer.

C'est vers le troisième ou le quatrième mois que l'eczéma apparaît chez le nourrisson, et, dans l'immense majorité des cas, c'est à la face ou à la tête qu'il se montre tout d'abord.

La figure, la tête, le cuir chevelu sont en effet ses lieux de prédilection.

A la face, l'eczéma se montre sous forme de placards plus ou moins étendus, rougeâtres, arrondis et très légèrement saillants, recouverts de croûtes peu épaisses ou mieux de squames fines. Quelquefois l'on peut assister à l'évolution du stade vésiculaire, voir les vésicules naître, se rompre et donner issue à un liquide clair, légèrement poisseux, qui se transforme promptement en une couche solide, partagée en une multitude de petits fragments par des fissures très nombreuses. Dans certains cas, l'évolution des vésicules se fait si rapidement qu'elle passe inaperçue. Localisé tout d'abord sur les joues, l'eczéma gagne bientôt le pourtour des narines, le sillon rétro-auriculaire. Le front lui aussi peut être envahi. Le nez et le menton par contre sont souvent respectés. L'eczéma peut en outre se propager aux muqueuses ; les paupières, les lèvres, le conduit auditif externe peuvent être envahis par l'eczéma, d'où des otites externes, de la blépharite, de l'eczéma labial. Après avoir envahi la face, l'eczéma peut s'étendre et envahir successivement ou simultanément le cou, les membres, la poitrine, les parties génitales et la région péri-ombilicale.

A la tête, l'eczéma a pour point de départ ces croûtes de lait qui, de nos jours encore, sont pour un grand nombre de mères une véritable sauvegarde pour leur enfant. La séborrhée physiologique du cuir chevelu chez les enfants est le premier stade de l'eczéma des nourrissons. A la faveur de la sécrétion épaisse, abondante des glandes sébacées de la région sincipitale, ou des glandes sudoripares ainsi que le prétend Unna, ou bien encore de la désintégration du stratum cornéum, à la faveur de cette sécrétion, disons-nous, les cheveux de l'enfant se collent, s'agglutinent et bientôt apparaissent des croûtes épaisses, adhérentes, jaunâtres qui, quelquefois, recouvrent toute la tête de l'enfant d'un véritable « chapeau ». Souvent cette séborrhée ne détermine aucun accident. Mais il n'est point rare de la voir dégénérer en eczéma. La peau sous-jacente présente les phénomènes inflammatoires habituels ; elle rougit, il y a de la tensoin, elle s'ulcère et l'eczéma est constitué. Cet eczéma ne reste pas longtemps cantonné au cuir chevelu ; il envahit la figure. Le prurit est intense, l'enfant se gratte, d'où des inoculations multiples. Cet eczéma est suintant ou croûteux ; telles sont ses formes les plus habituelles.

L'eczéma, quelle que soit son intensité, n'est point

sans déterminer des retentissements sur la santé générale du nourrisson.

Quand l'eczéma est peu étendu, léger, bénin, l'enfant continue à bien se porter, sa santé n'est point atteinte. (Obs. II, III, IV, V, VIII, IX, X, XI.) Quelquefois cependant on constate une non-augmentation de la courbe de poids ; l'enfant reste stationnaire, ou bien il ne s'accroît que de peu. (Obs. I.)

Plus accusé, plus étendu il peut déterminer des troubles sérieux. La peau est rouge, l'eczéma est intense et simule l'eczéma rubrum de l'adulte ; les démangeaisons en pareil cas sont vives, les enfants se grattent jusqu'au sang, ils sont agités, dorment peu, crient sans cesse. Pour les calmer on leur donne le sein constamment, les troubles digestifs apparaissent entretenant l'eczéma. (Obs. XII.)

Variétés de l'eczéma des nourrissons.

On peut multiplier à l'infini les formes cliniques. M. Marfan dit ceci (1) : « On doit à mon sens distinguer deux variétés principales d'eczéma des nourrissons. La première est *l'eczéma séborrhéique*. Je désignerais la deuxième, faute d'une appellation meilleure, sous le nom *d'eczéma sec à placards disséminés*. Quant aux autres variétés, elles constituent des faits de superposition des deux précédentes ou des faits de passage de l'une à l'autre. »

---

(1) Marfan. Clinique infantile des Enfants-Malades. Les eczémas des nourrissons, leurs rapports avec les vices de l'alimentation et les troubles digestifs. *Semaine médicale*. Paris, 1894, nº 18, 138-140.

L'eczéma séborrhéique n'est autre que l'eczéma débutant par le cuir chevelu. Seulement, comme le fait remarquer M. Marfan, lorsque la tête des enfants est tenue très proprement, on n'observe que de la séborrhée sans dermite eczémateuse sur le cuir chevelu, et celle-ci ne siège que sur le front, les tempes, les joues et les oreilles. L'eczéma séborrhéique des nourrissons est superposable à l'eczéma séborrhéique décrit par Unna. Cependant, chez l'enfant, la manifestation cutanée respecte presque toujours la face antérieure du thorax ; chez l'adulte c'est, là son lieu d'élection.

Quant à l'eczéma sec à placards disséminés, il répond à ce que l'on décrit habituellement sous le nom d'eczéma sec, débutant tout d'abord par la face, pour se progager ensuite. Cette variété est la plus commune.

La distinction entre ces deux variétés cliniques n'est point absolue, et l'on peut voir la séborrhée du cuir chevelu coïncider avec l'eczéma sec à placards disséminés. (Obs. VI, XVII, Obs. II, de la thèse de Millon). Nous verrons au chapitre de l'étiologie que d'après M. Marfan l'eczéma séborrhéique résulterait d'un trouble lié à la surnutrition ; l'eczéma sec, à placards disséminés, serait lié au contraire à la dyspepsie gastro-intestinale chronique, déterminée par un allaitement artificiel défectueux. L'eczéma séborrhéique peut être *squameux, croûteux,* ou bien *suintant.* L'eczéma sec peut être *fendillé, cannelé,* etc.

L'on a décrit une autre variété fréquente d'eczéma chez les nourrissons ; c'est l'eczéma impétigineux, qui n'est pas une forme spéciale d'eczéma, mais bien un eczéma vulgaire compliqué d'une infection staphylococcique. Le grattage incessant de la peau eczémateuse, par les ongles sales de l'enfant, détermine l'infection de la surface cutanée malade par le staphylococcus aureus ; on voit se produire un exsudat croûteux d'une couleur jaune d'or, d'une apparence melliforme. C'est l'eczéma impétigineux qui vient de se greffer sur un eczéma vulgaire, séborrhéique ou bien sec.

Cependant il est des cas où l'eczéma impétigineux peut constituer une forme spéciale d'eczéma : c'est lorsqu'il survient primitivement chez les tout jeunes enfants ; il revêt alors une marche aiguë, la peau est rouge, chaude, tuméfiée, et l'aspect de la lésion rappelle l'eczéma rubrum de l'adulte. Secondairement apparaissent les plaques croûteuses, molles et jaunâtres.

Unna a décrit un eczéma scrofuleux ou tuberculeux, caractérisé par sa localisation aux orifices muqueux de l'œil, du nez, de la bouche et des oreilles ; par la présence d'une kératite phlycténulaire avec rhinite scrofuleuse, de l'otorrhée, de grosses vésicules œdémateuses avec œdème et engorgement ganglionnaire. Cet eczéma ne détermine presque jamais de prurit. Il précède souvent le lupus et la tuberculose. L'on retrouve plutôt dans ces caractères les lésions de l'impétigo que celles de l'eczéma.

Le même auteur a en outre décrit une autre variété d'eczéma chez le nourrisson. Nous voulons parler de l'eczéma de dentition ou eczéma nerveux.

L'eczéma de dentition n'est pas une entité morbide nettement caractérisée. Nous verrons du reste au chapitre de l'étiologie que le travail de la dentition ne détermine point d'eczéma à proprement parler, mais bien des érythèmes passagers, fugaces, « des feux de dents » qui s'éteignent très vite.

Il existe enfin des variétés régionales, tels l'eczéma du prépuce, l'eczéma de la région péri-ombilicale, etc.

Article II. — Marche. Complications. Pronostic.

L'eczéma, une fois installé chez le nourrisson, offre le plus souvent une marche chronique et une lenteur désespérante à la guérison, tant qu'on ne va pas traiter le mal même à son origine.

Tantôt il dure quelques semaines à peine, ou bien quelques mois ; mais souvent aussi il peut durer beaucoup plus longtemps, et nombreuses sont les observations relatant des cas d'eczéma s'étant montré dès les premiers mois de la vie et ne disparaissant que vers l'âge de 4 ans, parfois même beaucoup plus tard.

En résumé, l'eczéma est le plus souvent une affection chronique. De plus, il récidive avec une extrême facilité, et tel eczéma qui n'avait duré que quelques semaines, reprend avec une intensité toute nouvelle dès que la cause étiologique dont il relevait est de nouveau en jeu (Obs. X). Ou bien encore, tel eczéma, qui s'acheminait vers la guérison, s'aggrave dès que la cause étiologique se montre de nouveau (Obs. XII). Le pronostic de l'eczéma est en général favorable, car s'il ne guérit point toujours avec facilité et rapidité, il n'offre pas du moins de gravité immédiate. La gravité de l'affection dépend surtout de la cause étiologique, et des complications qui peuvent survenir.

Les complications observées au cours de l'eczéma des nourrissons sont relativement fréquentes. La plupart relèvent de l'infection de la surface cutanée malade par le staphylococcus aureus. L'eczéma impétigineux, ainsi que nous l'avons dit précédemment, est plutôt une complication qu'une véritable variété autonome. Du reste, les infections secondaires que l'on voit survenir sont identiques à celles observées au cours de l'impétigo. Tout d'abord apparaît, aux confins de la lésion cutanée, une pustule isolée d'impétigo : ensuite on peut observer la kératite phlycténulaire, la rhinite ulcéro-croûteuse du vestibule, la labialite fissuraire, la tourniole. Enfin la pustule d'ecthyma, les furoncles peuvent faire leur apparition. Ainsi que nous le savons ces infections secondaires sont dues aux grattages par des ongles sales.

Kaposi a décrit « des éruptions successives de vésicules nombreuses, grosses comme des lentilles, aplaties et quelquefois ombiliquées, siégeant sur la surface eczémateuse et parfois sur la peau saine ; on les voit au front, aux oreilles, au cou, aux épaules, aux bras ; ces éruptions s'accompagnent d'une fièvre intense, mais leur pronostic est bénin (1) ». L'auteur rapporte cette complication de l'eczéma des nourrissons à une infection de nature inconnue.

Quelques médecins italiens, Guaita, Concetti, Rigoli, Canali, auraient signalé chez les nourrissons des néphrites consécutives à l'eczéma et dues probablement aux infections secondaires de la surface eczémateuse. Marfan lui-même en a rapporté deux exemples : « dans un cas, il

---

(1) MARFAN. *Semaine médicale,* loc. cit.

s'agissait d'un nourrisson de 4 mois, dyspeptique, atteint d'eczéma sec à petits placards disséminés, qui, après avoir eu de l'albuminurie, mourut brusquement dans le coma ; dans le second, un enfant de 6 mois, atteint d'eczéma séborrhéique, eut à la fois une bronchite intense et de l'albuminurie avec bouffissure des téguments, mais en quelques jours cet état se termina par la guérison. » Blanchet (1) rapporte l'observation d'un eczéma compliqué de crises de dyspnée chez un enfant.

Quelques auteurs ont recherché quelle influence pouvaient avoir sur l'évolution de l'eczéma, la rougeole et la scarlatine : ces deux affections n'ont aucune influence. Il n'en est point de même de l'éruption vaccinale. La vaccine peut créer une tendance très nette à la généralisation : l'eczéma, tout d'abord localisé, peut s'étendre et se généraliser. Guéniot (2), Padieu (3), en ont rapporté des exemples.

L'eczéma détermine quelquefois des adénopathies. Nombre d'auteurs, Holton (4), Williamson (5), entre

---

(1) BLANCHET. Eczéma compliqué de crises de dyspnée chez un enfant. *Medecin,* Par, 1880, VI, n° 23.

(2) GUÉNIOT. Gourme et vaccine, relation d'un cas de pullulation vaccinale chez un enfant atteint d'eczéma généralisé. *Bullet. Acad. de méd.* Paris, 1882, 25, XI, 584-597.

(3) PADIEU. Vaccination d'un enfant atteint d'eczéma de la face et du cuir chevelu. Eruption confluente de vaccine sur les parties qui sont le siège de l'eczéma ; communication de la vaccine à la mère et à la bonne de l'enfant. *Gazette des hôpitaux,* 4 mai 1880, n° 52, p. 412.

(4) HOLTON (W.-M.). Some remarks on eczema of children. Quelques remarques sur l'eczéma infantile. *J. Am. Med. Ass.* Chicago, 1894, XXIII, 786.

(5) WILLIAMSON (W.-D.). Infantile eczema. *Ann. gynæc. a. Pædiat.* Bost., 1897, X, 242-247 ; *Tr. Maine M. Ass.* Portland, 1896, XII, pl. II, 271-279.

autres, ont signalé l'importance de ces adénopathies sous-maxillaires et cervicales qui, dans quelques cas, aboutissent à la suppuration ; Roland (1) en fit le sujet de sa thèse inaugurale ; l'auteur s'exprime ainsi : « les abcès ganglionnaires sont extrêmement rares chez l'adulte, très fréquents chez les enfants ; mais cette complication devient chez eux de moins en moins commune à mesure que l'âge augmente et que l'enfant s'approche de la puberté. »

Il est enfin des complications plus graves dont la mort peut être la conséquence. L'eczéma peut être le point de départ d'une infection aiguë généralisée, ainsi que Legendre en a rapporté un exemple (2).

Ce n'est qu'avec une extrême réserve que nous abordons le chapitre des métastases.

La disparition ou simplement l'amélioration de l'eczéma coïncidant avec l'apparition d'une autre maladie, asthme, migraines paroxystiques, vomissements, bronchites, etc... sont des faits que personne n'ignore. M. Gaucher (3) a rapporté quelques exemples frappants de métastases survenues chez des nourrissons atteints d'eczéma. C'est ainsi que chez un enfant de deux ans la guérison de l'eczéma fut suivie de convulsions ; chez un autre âgé de 2 ans et demi, ce fut une congestion pulmonaire et une

---

(1) Roland. Des complications lymphatiques dans les affections eczémateuses. *Thèse*, Paris, 1882.

(2) Legendre. *Annales de Dermatologie*, Paris, 1895.

(3) Gaucher. Pathogénie et métastases de l'eczéma particulièrement chez les enfants. *Congrès internat. de dermat. et de syphil.*, C. R., 1889. Paris, 1890, 538-544.

broncho-pneumonie que l'on observa ; chez un troisième on nota de l'entérite dysentériforme ; celle-ci guérie, l'eczéma se montra de nouveau,... etc. M. Brocq, lui aussi, a rapporté d'autres exemples (in thèse Leullier). Que faut-il penser de ces cas ?

Sans doute on ne peut parler de simples coïncidences ; les observations font foi. Les faits cliniques sont incontestables. Il faut admettre, chez les enfants atteints d'eczéma, l'existence de principes toxiques s'éliminant par la peau. La production de ces principes toxiques serait liée à l'existence de troubles constitutionnels, souvent héréditaires. Si l'on supprime la lésion cutanée, l'émonctoire salutaire, les principes toxiques, privés de cette voie d'élimination, s'accumulent dans les organes internes et déterminent des accidents, des métastases dont la gravité est variable (Gaucher).

Ces accidents, dit M. Gaucher, doivent être plus fréquents chez les enfants, à cause de l'activité plus grande de leur nutrition qui entraîne un déplacement plus facile de la matière toxique, et à cause de la délicatesse de leurs organes ; ils doivent être plus graves, à cause de leur résistance moindre.

Pour notre part nous n'avons pu observer aucun fait du même genre.

En résumé l'eczéma des nourrissons est une affection le plus souvent chronique, évoluant sans déterminer de grandes réactions. Elle peut se compliquer d'infections secondaires sans gravité immédiate. Sa gravité dépend surtout de la cause qui lui donne naissance.

Article III. — **Diagnostic.**

Le diagnostic de l'eczéma est en général facile. Cependant par suite de ses nombreuses variétés et des formes dites de passage, l'eczéma des nourrissons peut emprunter des caractères objectifs un peu différents, ainsi que nous l'avons vu, et le diagnostic peut être hésitant.

Éruptions vésiculeuses.

1° L'herpès peut être confondu avec l'eczéma, car lui aussi est caractérisé par une éruption vésiculeuse. Mais outre que cette éruption vésiculeuse est éphémère, elle a un siège toujours paramuqueux : l'herpès siège autour des orifices des muqueuses, surtout des lèvres, parfois des narines.

Souvent les vésicules herpétiques apparaissent sur le gland, le prépuce, la vulve et l'anus. Rarement l'on observe des groupes vésiculaires sur les joues. Les vésicules des placards d'herpès sont peu nombreuses. Elles se dessèchent rapidement et donnent lieu à de petites croûtes jaunâtres, parfois brunâtres. Enfin, signe important, l'herpès peut s'accompagner de fièvre et de troubles généraux (*fièvre herpétique*).

2° L'herpès zoster ou zona, lui aussi, est caractérisé par la production de groupes vésiculaires, mais ceux-ci affectent une distribution régulière le long des filets nerveux du tronc, des membres, de la face. Le diagnostic est donc facile, d'autant que le zona est rare chez le jeune enfant.

3° MILIAIRE SUDORALE. — Fréquente dans la dyspepsie chronique et le rachitisme, la miliaire sudorale est une affection vésiculeuse qui peut être confondue avec l'eczéma ; cependant celui-ci n'est jamais aussi généralisé. L'eczéma s'accompagne de la production de squames et de croûtes qu'on n'observe jamais dans les éruptions sudorales. Autre élément de diagnostic : le liquide des vésicules eczémateuses est alcalin ; celui des éruptions sudorales est acide.

4° TRICOPHYTIE CIRCINÉE. — La tricophytie circinée est facilement reconnue. Caractérisée par la présence de un ou deux éléments cerclés, à progression excentrique, le centre guérissant alors que la périphérie se recouvre de vésicules, qui ne tardent point à se dessécher et à donner lieu à des squames, elle cède rapidement à la teinture d'iode. Mais déjà l'examen microscopique en révélant la présence du tricophyton a permis de faire le diagnostic.

Éruptions pustuleuses.

1° IMPÉTIGO. — La manifestation cutanée la plus fréquente chez le nourrisson, après l'eczéma, est sans contredit l'impétigo. Mais c'est là une dermatose fort différente de l'eczéma.

En effet, dans l'impétigo, l'on voit apparaître tout d'abord en un point quelconque, ordinairement sur la face ou cuir chevelu, une rougeur, puis une pustule petite, globuleuse, arrondie, remplie de liquide jaune, purulent. Ces pustules sont isolées ou groupées en plaques plus ou moins étendues. Elles sont très fragiles et ne tardent point à se rompre, donnant lieu à l'écoulement d'un liquide qui se concrète en croûtes molles, jaunes, melliformes. Par suite des auto-inoculations successives déterminées par le grattage, de nouvelles pustules apparaissent ; aussi sur le même sujet peut-on observer des lésions aux différents stades de leur évolution. Parfois le diagnostic est plus difficile, car l'eczéma peut s'impétiginiser secondairement ; la pustule d'impétigo se développant facilement sur les surfaces eczémateuses. L'apparition des phénomènes, leur mode de succession, leur évolution permettent d'éviter l'erreur.

2° ECTHYMA. — L'ecthyma est facilement différencié de l'eczéma. Il débute par une tache rouge et prurigineuse sur laquelle on voit s'élever une papule à base indurée. Puis, bientôt, une vésicule apparaît au sommet de cette papule. La suppuration envahit rapidement cette vésicule, et la pustule d'ecthyma est constituée. Cette pustule, arrondie, saillante, entourée d'un liséré érythémateux, repose sur une base indurée. Elle s'ouvre quelques jours plus tard, et le pus auquel elle donne issue se concrète en une croûte brunâtre. De plus l'ecthyma siège de préférence aux membres inférieurs et au tronc, rarement à la face. Il se montre chez des sujets débiles auxquels on donne une nourriture insuffisante ou de mauvaise qualité. Il détermine chez les enfants un trouble profond des fonctions digestives avec diarrhée et vomissements.

Éruptions papuleuses.

1° STROPHULUS. — Il est difficile de confondre l'eczéma

avec le strophulus, quoiqu'il se montre exclusivement chez les jeunes enfants, et qu'il soit ordinairement sous la dépendance de troubles gastro-intestinaux, souvent provoqués par le travail de la première dentition. Le strophulus est caractérisé par la présence de papules rouges ou blanches, distinctes les unes des autres, arrondies et d'une courte durée, situées tout d'abord sur le tronc, puis sur les membres et enfin sur la face. C'est une affection très prurigineuse ; aussi le grattage détermine-t-il des excoriations recouvertes de croûtelles de sang desséché.

3° PRURIGO DE HÉBRA. — Le prurigo de Hébra se rencontre chez le nourrisson. Des caractères très nets le différencient de l'eczéma. Il est le plus souvent précédé de poussées fréquentes d'urticaire et de l'apparition de papules rouges assez volumineuses, prurigineuses, comparables à celles du strophulus ; aussi Hardy décrivait-il cette phase de la maladie sous le nom de strophulus pruriginosus. Ce n'est qu'après cette période de début que les véritables papules du prurigo font leur apparition. Minuscules, elles donnent à la peau une rudesse toute spéciale. Elles s'accompagnent d'un prurit intense, aussi, grâce au grattage qu'elles provoquent, se recouvrent-elles de croûtelles sanguinolentes. Enfin, signe important, ces papules sont disséminées sur tout le corps ou bien localisées en certaines régions : les membres du côté de l'extension, la face externe des cuisses et des jambes, la face postéro-externe des avant-bras. Ce ne sont point là les localisations habituelles de l'eczéma des enfants.

Manifestations cutanées diverses.

Psoriasis. — Le psoriasis avec ses éléments arrondis, nummulaires, saillants, nacrés, ne suintant jamais, et localisés en certaines régions, est facilement reconnu.

Pytiriasis rosé de Gibert. — L'eczéma des nourrissons à la période suintante et croûteuse est tout à fait différent du pytiriasis rosé ; à la période squameuse on peut éviter la confusion, car les squames de l'eczéma sont molles et l'éruption plus tenace. Le diagnostic avec l'eczéma séborrhéique est plus difficile.

Érysipèle. — L'érysipèle est facilement reconnu. Il s'accompagne de phénomènes généraux prémonitoires, frisson, adénopathie, etc. La plaque rouge, chaude, surélevée de l'érysipèle, faisant corps avec le tissu cellulaire sous-cutané, se laissant mobiliser en totalité, est bien différente du placard d'eczéma sec, suintant ou croûteux. De plus, un bourrelet limite très exactement la plaque d'érysipèle et lui sert de zone d'accroissement : rien de pareil dans l'eczéma.

Dermatite exfoliatrice des nouveau-nés. — Le diagnostic entre l'eczéma et la dermatite exfoliatrice des nouveau-nés est parfois fort délicat, car l'exfoliation, d'ordinaire toujours sèche, peut présenter un peu de suintement, et l'éruption prend alors l'apparence eczématiforme. Feulard a rapporté un fait de ce genre (1). En

____

(1) Feulard. Eczéma séborrhéique ou dermatite exfoliatrice chez un jeune enfant de 6 mois. *Annales de dermatol. et de syphilig.* Paris, 1894. 3ᵉ s., V, 661 ; *Bulletin de la Société française de dermatol. et de syphilig.* Paris, juin 1894, 199-201.

général, l'eczéma n'est jamais aussi étendu que la dermatite exfoliatrice ; ses plaques sont arrondies, recouvertes de petites vésicules, les unes affaissées, les autres rompues, fournissant une sérosité abondante, qui se concrète en petites croûtes. La dermatite exfoliatrice est une affection beaucoup plus grave que l'eczéma : c'est une sorte de septicémie cutanée, parfois mortelle, survenant chez des enfants débiles, mal nourris, placés dans des conditions hygiéniques défectueuses.

Érthème. — L'érthème diffus des nouveau-nés peut présenter à un moment de son évolution des vésicules et simuler l'eczéma. Mais il siège toujours aux fesses et débute par une simple rougeur.

CHAPITRE II

ÉTIOLOGIE

Nous abordons maintenant le chapitre le plus intéressant de l'eczéma des nourrissons, celui de l'étiologie.

Les causes invoquées pour expliquer la production de l'eczéma chez les jeunes enfants sont multiples. La plupart ne jouent qu'un rôle fort secondaire, exception faite toutefois pour le défaut habituel de propreté (1), la présence de nombreux pédiculi, et l'application de certains topiques irritants. Quelques-unes seulement méritent de fixer notre attention et d'être étudiées ; elles sont au nombre de quatre, ainsi que M. Marfan le disait au cours d'une leçon faite à l'hôpital des Enfants-Malades (2). Les quatre facteurs principaux auxquels on a fait jouer un grand rôle dans l'étiologie de l'eczéma des nourrissons sont :

1° Le parasitisme ;

2° La dentition ;

3° L'hérédité neuro-arthritique ;

4° Les vices de l'alimentation et les troubles digestifs.

---

(1) PERRÉE. Eczéma séborrhéique chez les enfants. Ses causes, ses complications, son traitement. *Thèse de doctorat.* Paris, 1896.

(2) MARFAN. *Loco citato.*

Après avoir passé en revue ces différents facteurs étiologiques, après avoir fait une très large part à la suralimentation dans la genèse de l'eczéma des nourrissons, nous étudierons dans un cinquième article l'influence que la mauvaise alimentation, ou même la simple suralimentation, l'hygiène défectueuse de la mère ou de la nourrice, l'abus du café, de l'alcool, de la bière, des spiritueux peuvent avoir sur la production de l'eczéma. Les observations recueillies à la consultation des nourrissons de la Clinique Tarnier montrent que ces divers facteurs ont une importance considérable.

Article premier. — Le parasitisme.

Unna, le premier, a considéré, dès 1890, les eczémas comme des affections parasitaires. Pour cet auteur, l'eczéma séborrhéique et même toutes les variétés communes d'eczéma relevaient d'un agent pathogène spécial qu'il appelait ; le morocoque. Pour soutenir sa théorie il s'appuyait sur les faits suivants : les vésicules de l'eczéma aigu contiennent des parasites ayant des caractères spéciaux : les morocoques ; la culture du morocoque aurait permis de reproduire par inoculation l'eczéma aigu.

Il en serait de même pour l'eczéma chronique dont la nature parasitaire aurait été démontrée par l'existence de parasites nombreux dans les squames : dont les morocoques.

Ces preuves histologiques et bactériologiques qui auraient dû entraîner la conviction des dermatologistes ont au contraire soulevé de nombreuses discussions. Sans parler de Philipson et de Neisser, qui lui opposèrent des critiques, Török affirma que le morocoque n'avait aucune valeur spécifique et n'était qu'un vulgaire staphylocoque. En France, la théorie d'Unna n'a guère eu plus de succès (1).

Plus tard, MM. Török, Jadassohn, Veillon, en reprenant les recherches d'Unna, sont arrivés à des résultats diamétralement opposés, et pour eux le vésicule jeune d'eczéma aurait toujours un contenu amicrobien.

Récemment, Unna (2) a modifié ses conclusions premières ; le morocoque ne serait plus une espèce distincte mais un simple mode de groupement commun à plusieurs micro-organismes, dont il a pu compter 23 variétés.

Nous ne prendrons pas position dans le débat ; nous dirons seulement avec M. Brocq, rapporteur de la question de l'origine parasitaire des eczémas au congrès de 1900 (3), que :

1° L'eczéma est caractérisé par une lésion primitivement amicrobienne ;

2° La vésicule eczémateuse est rapidement envahie par des microbes banaux, ne jouant aucun rôle dans l'apparition de la maladie ;

3° Ces micro-organismes sont, au contraire, la cause

---

(1) Leredde. L'eczéma, maladie parasitaire. *OEuvre médico-chirurgicale.*

(2) Unna. Ueber die ätiologische Bedeutung der beiun Ekzem Gefundenen kokken. Du rôle étiologique des microcoques dans l'eczéma. *Monatsh. f. prakt. dermatol.*, 1900.

(3) Brocq. L'origine parasitaire des eczémas. *XIIIe Congrès international des Sciences médicales*, section de dermatologie et de syphiligraphie.

efficiente des complications qui atteignent les eczémateux (pyodermites, etc.).

Le parasitisme ne saurait donc jouer un rôle dans l'étiologie de l'eczéma des nourrissons. Cependant, il est vraisemblable que certains micro-organismes vivant normalement sur la peau, dans l'atmosphère, trouvent sur la surface eczémateuse un milieu favorable à leur développement et à leur pullulation ; l'infection n'est plus primitive mais bien secondaire. C'est ainsi, du reste, que l'on peut expliquer les différences que l'on constate dans l'aspect objectif des eczémas dont la richesse en microbes serait plus ou moins grande. D'ailleurs, comme le dit M. Marfan, s'il était démontré un jour que l'eczéma séborrhéique a pour cause occasionnelle un parasite spécial, il n'en resterait pas moins acquis que ce parasite ne se développe que sur un terrain spécial, chez des nourrissons suralimentés.

Article II. — La dentition.

L'on peut dire, sans exagération aucune, que l'on a fait jouer à la première dentition un rôle beaucoup trop important en pathologie infantile. Hippocrate, et après lui la plupart des auteurs ont imputé à cette cause les accidents les plus divers. De tout temps, la période de la première dentition a été considérée comme une des phrases les plus critiques pour la santé du nourrisson. Aussi, n'est-il pas étonnant que la dentition ait été considérée comme une des causes déterminantes de l'eczéma.

Hardy et bien d'autres ont publié des observations de
nourrissons pris d'une poussée d'eczéma à chaque éruption
de dents : véritable eczéma à répétition. Descroizilles (1)
écrit que souvent les eczémas, les impétigos du jeune âge,
ont souvent des connexions étroites avec l'évolution des
dents. Unna a bien décrit une variété spéciale d'eczéma
chez le nourrisson, l'eczéma de dentition ou eczéma nerveux, dont voici les caractères : « Il survient sur la peau
complètement saine, en général, au milieu des joues, puis
sur le front d'une manière tout à fait symétrique et presque toujours en même temps sur la face radiale du dos
des mains et du poignet. Il est extrêmement prurigineux,
surtout si l'enfant et robuste, et l'épiderme encore sain et
résistant ; cet eczéma est entièrement sous la dépendance
d'irritations réflexes et spécialement de la marche de la
dentition ; il disparaît parfois après la sortie de quelques
dents aussi rapidement qu'il est venu, pour revenir quelques jours plus tard ; l'eczéma de dentition rappelle l'herpès zoster, puisqu'il se manifeste par l'apparition rapide
sur une base rouge d'un groupe de vésicules isolées nettement formées, mais il se distingue du zoster par la
symétrie absolue et sa tendance continuèlle aux réci-
dives (2). »

Cette théorie a été reprise il y a une dizaine d'années
par le Dr Baumel (3), professeur agrégé à la Faculté de

---

(1) Descroizilles. Les gourmes infantiles ; leur séméiologie, leur traitement par les tissus imperméables. *Semaine médicale*. Paris, 1884, 2ᵉ s.,
IV, 493-495.

(2) Marfan. *Semaine médicale*, 1894, n° 18, 140.

(3) Baumel. Histoire d'une première dentition ; l'eczéma impétigineux

médecine de Montpellier. Pour cet auteur, l'eczéma des nourrissons est un accident de la dentition. Voici les preuves qu'il en donne :

1° L'époque à laquelle apparaît l'eczéma chez le nourrisson coïncide avec la période de la première dentition, qui s'étend de six mois à deux ans dans la majorité des cas.

2° L'eczéma se localise plus particulièrement sur la face et le cuir chevelu. Pourquoi cette localisation toute spéciale? « Ne serez-vous pas frappés, dit l'auteur, des rapports intimes d'innervation qui existent entre les dents d'une part et la face de l'autre. Rappelez-vous que le trijumeau donne la sensibilité aux dents, à toute la face et à la partie antérieure du cuir chevelu ; sièges de prédilection de l'eczéma. Le rapport vous paraîtra comme à moi extrêmement important; il a été du reste pour beaucoup dans l'opinion que je me fais depuis longtemps de la pathogénie de l'eczéma chez l'enfant. » Pour expliquer cette localisation habituelle de l'eczéma sur la face et la partie antérieure du cuir chevelu, l'auteur n'invoque pas seulement les rapports anatomiques et physiologiques, à savoir, l'excitation du trijumeau sous l'influence de l'évolution dentaire, et l'action réflexe partie de ce point pour aboutir aux organes sécréteurs de la peau, mais encore il recourt aux constatations cliniques suivantes. Les parties découvertes, a-t-on dit, sont spécialement prédisposées à l'eczéma; cependant les mains, aussi découvertes que le

---

de a face et du cuir chevelu chez l'enfant considéré comme un accident de la dentition. *Montpellier médical*, 1888, 2ᵉ s., 53.

visage, ne présentent pas souvent de l'eczéma. Cette particularité prouverait donc un rapport de cause à effet entre le siège habituel de l'eczéma et la dentition.

M. Baumel va plus loin et, constatant qu'il y a chez l'enfant des eczémas qui siègent à la nuque, il n'hésite pas là encore à mettre en cause la dentition. « Examinez attentivement l'appareil dentaire des sujets atteints d'eczéma et vous verrez que, si durant la première dentition de six mois à deux ans l'eczéma siège surtout à la nuque et au cuir chevelu, au moment de la sortie des dents de quatre, six et neuf ans, il siège au contraire à la nuque. Or, ces dernières dents sont les plus postérieures du maxillaire. Il semblerait donc que le siège de l'eczéma est lui-même d'autant plus postérieur que la dent incriminée est elle-même située plus à l'arrière. »

3° Troisième et dernière preuve : l'intensité de l'eczéma varie avec la rapidité de l'évolution dentaire, car si la dentition se ralentit ou s'arrête l'eczéma diminue ou disparaît, pour réapparaître lorsque l'évolution dentaire reprendra de nouveau.

Archambault (1), tout en admettant que l'on a été trop loin en attribuant à la dentition une foule d'accidents, déclare qu'à côté des feux de dents viennent se placer des accidents plus sérieux, liés à l'évolution dentaire, accidents qui surviennent chez les enfants présentant une prédisposition constitutionnelle ; parmi eux, l'eczéma impétigineux est un des plus fréquents.

____

(1) Archambault. Alimentation des nouveau-nés, allaitement mixte, accidents de la dentition. *Journal de méd. et de chir. pratiques*, à l'usage des médecins praticiens, t. XLVIII, 3ᵉ série, 1877, art. 10407, p. 22-26.

Pour M. Comby (1), la dentition ne joue aucun rôle dans l'apparition de l'eczéma.

M. Gaucher (2), de même qu'Archambault, ne voit dans la dentition qu'une cause occasionnelle. L'eczéma de la dentition qui, se montre chez certains enfants à l'apparition des dents de lait, est un eczéma diathésique qui ne se développe que parce que ces enfants sont eczémateux constitutionnellement.

La plupart des auteurs ne citent que pour mémoire l'évolution dentaire dans l'étiologie de l'eczéma. Pour M. Marfan, la dentition aurait une véritable influence ; seulement cette influence n'est pas suffisante pour créer de toutes pièces l'eczéma, elle est simplement aggravante pour un eczéma en train d'évoluer.

Quelles conclusions tirer de ces différentes opinions ?

Il semble nettement établi que la dentition est incapable de créer à elle seule l'eczéma chez les nourrissons ; à moins que l'on ne prenne les feux de dents pour de l'eczéma. En effet, au moment du travail de la dentition, on peut voir survenir, au niveau de la joue, chez les enfants, une surface érythémateuse plus ou moins régulièrement arrondie ; la peau est chaude, brillante. Au bout de quelques jours on observe quelquefois des craquelures de l'épiderme, sèches ou bien recouvertes de quelques squames très fines. Ce ne sont point là les caractères objectifs de l'eczéma de la face chez les nourrissons.

---

(1) COMBY. L'ezcéma infantile et son traitement. *Médecine moderne*, 1898, n° 4, 25-26.

(2) GAUCHER. Maladie de la peau. Traité de médecine et de thérapeutique Brouardel et Gilbert, t. III.

De plus, il faut bien admettre les cas où l'eczéma se manifeste avant que la dentition n'ait commencée. Dans les thèses de Millon et de Leullier nous trouvons 29 cas d'eczéma survenus chez des nourrissons, ce qui, avec les 17 cas rapportés dans notre thèse, nous donne un total de 46 cas. Parmi ces 46 cas, 27 fois l'eczéma s'est montré avant le sixième mois.

8 fois à 1 mois ;

7 fois à 2 mois ;

6 fois à 3 mois ;

4 fois à 4 mois ;

2 fois à 5 mois.

Parmi tous ces cas d'eczéma, aucun n'est signalé comme étant dû à la dentition. Dès qu'un enfant de la consultation des nourrissons de la Clinique Tarnier perce une dent, l'on note sur le registre ce fait avec les accidents qui ont pu l'accompagner (diminution des poids, diarrhée, convulsions..., etc.). Nous avons examiné avec beaucoup de soins ce registre ; jamais nous n'avons trouvé le mot eczéma à côté du mot dent.

La dentition ne détermine donc pas l'eczéma. Ce que l'on peut dire avec Millon, c'est que l'énervement causé par le travail d'une dent peut coïncider avec un état gastrique. En effet, au moment de la dentition les enfants deviennent grognons, ils tettent mal et difficilement car l'inflammation locale les fait souffrir, et des troubles gastriques peuvent survenir. C'est alors que l'on peut admettre l'influence de la dentition. Mais cette influence n'est que secondaire, car elle ne peut s'exercer qu'à la faveur d'un trouble de la nutrition.

Article III. — **L'hérédité neuro-arthritique**

L'hérédité neuro artrithique joue un grand rôle dans l'étiologie de l'eczéma des nourrissons. Tout récemment un élève de M. Comby présentait une thèse sur l'eczéma arthritique de l'enfant et spécialement chez le nourrisson (1). A la fin de son travail, au chapitre des conclusions, l'auteur formulait les propositions suivantes :

« Cette diathèse, l'arthritisme, est en rapport intime avec l'eczéma pour lequel elle est un terrain morbide prédisposé.

« Les eczémas de la première enfance sont surtout des eczémas d'origine alimentaire évoluant à la faveur de la diathèse héréditaire.

« Mais à côté, il y a place pour une classe spéciale d'eczémas inexplicables sans la recherche des antécédents héréditaires. Ils sont une des premières manifestations de l'arthritsme chez l'enfant. »

En résumé, l'auteur crée un type spécial d'eczéma chez le nourrisson : l'eczéma arthritique.

Pour notre part, d'après ce que nos maîtres nous ont enseigné, d'après ce que nous avons vu, nous ne croyons pas qu'il y ait place, chez le nourrisson, pour un type spécial d'eczéma : l'eczéma arthritique. L'arthritisme ne crée pas à lui tout seul l'eczéma chez le nourrisson : il ne joue que le rôle de cause prédisposante.

---

(1) Leullier. De l'eczéma arthritique chez l'enfant et spécialement chez le nourrisson. *Thèse de doctorat*. Paris, juillet 1901.

Mais tout d'abord qu'entend-on par arthritisme ?

Peu de mots ont eu une pareille fortune. Bazin et Hardy, les premiers, ont mis en lumière l'influence des causes générales prédisposantes. Hardy invoqua un état particulier de l'organisme, une disposition toute spéciale, une modification constitutionnelle, pour expliquer le développement de certaines dermatoses, en particulier des dartres. N'était-ce point du même coup admettre la possibilité d'une diathèse ?

Bazin admettait quatre diathèses: la scropule, la syphilis, l'herpétisme et l'arthritisme, ou mieux l'herpétis et l'arthritis.

Les découvertes scientifiques modernes devaient en réduire singulièrement le nombre.

La scrofule, de plus en plus, tend à disparaître du cadre nosologique. En effet, les manifestations autrefois réservées à cette diathèse ont été scientifiquement rattachées à la tuberculose et à la syphilis héréditaire. Longtemps les termes de scrofule et de lymphatisme ont été synonymes ; il ne faut point les confondre. Le lymphatisme n'est point une diathèse, mais bien un tempérament, ou mieux encore un terrain sur lequel les maladies suppuratives et tuberculeuses évolueront plus facilement. Ce terme de lymphatisure restera, car il répond et sert à désigner toute une série bien tranchée d'individus, dont la peau est fine et blanche, dont les chairs sont molles, dont le tissu cellulaire s'infiltre facilement de sérosité et dont les ganglions s'engorgent avec facilité et rapidité, spontanément ou sous l'influence de la plus légère irritation.

Quant à la syphilis ce n'est pas une diathèse ; c'est

une maladie d'origine externe, car, bien que son agent pathogène reste encore à découvrir, ses manifestations cliniques, son mode de contagion, son évolution prouvent bien que c'est une maladie infectieuse.

Restent l'herpétisme et l'arthritisme.

Bazin séparait nettement l'arthritisme de l'herpétisme. Au début, l'herpétisme n'était qu'une prédisposition morbide aux manifestations cutanées. Mais petit à petit les auteurs ont fait rentrer dans l'herpétisme toute une série d'accidents variés, parmi lesquels les manifestations cutanées venaient pour ainsi dire en deuxième ligne. Aussi, aujourd'hui, a-t-on identifié ces deux termes d'herpétisme et d'arthritisme : les manifestations cutanées étant les mêmes chez les herpétiques et les arthritiques.

Il ne nous reste donc plus en dernière analyse que l'arthritisme.

Lui ausssi est en train d'évoluer et de devenir le neuro-arthritisme. Ainsi que le Pr Bouchard (1) l'a bien montré, l'arthritisme a pour caractère fondamental un trouble des mutations nutritives, un ralentissement de la nutrition, par le fait duquel les substances absorbées et assimilées subissent une oxydation incomplète.

A cette diathèse arthritique il a donné le nom de diathèse bradytrophique. Ce ralentissement, ces troubles de la nutrition, sont l'origine d'un assez grand nombre de maladies, dont les plus importantes, outre l'eczéma, sont : le diabète, la goutte, l'obésité, la lithiase biliaire, la lithiase urinaire, etc. L'arthritisme est souvent associé au

____

(1) BOUCHARD. Pathologie générale, t. III, 1900.

nervosisme, pour former le tempérament neuro-arthritique.

Telles sont résumées très rapidement, les données
générales que nous avons cru devoir mettre en tête de ce
chapitre des rapports de l'arthritisme avec l'eczéma des
nourrissons.

L'influence de la diathèse arthritique a été exagérée.
L'on a rejeté sur son compte les manifestations les plus
diverses. L'arthritisme a été un des grands facteurs de
l'étiologie courante. Loin de nier, comme quelques–uns,
l'influence de l'arthritisme, nous dirons que si l'arthritisme
se manifeste d'une façon indiscutable chez l'adulte, il n'en
est pas de même chez le nourrisson.

Les troubles de la nutrition qui constituent l'arthritisme sont-ils héréditaires ou acquis ?

Un adulte, comme le dit M. Comby, par son hygiène
défectueuse, par ses excès, peut bien acquérir la diathèse;
l'enfant ne peut qu'en hériter. Ainsi l'enfant peut naître
arthritique. Du reste l'hérédité de l'arthritisme est démontrée par l'histoire de certaines familles, chez lesquelles on
voit se manifester toutes ou presque toutes les formes de
la diathèse dans les générations successives. Nous n'insisterons pas sur le polymorphisme très net de l'hérédité, ni sur
son mode de transmission ; ce sont là des faits bien connus.

De ce que l'enfant peut naître arthritique s'ensuit-il
forcément que, dès son premier âge, il présente des manifestations morbides de nature arthritique, l'eczéma en
particulier ? Nous ne le croyons pas.

L'enfant qui vient de naître est vierge de toute manifestation morbide. C'est à peine s'il commence à vivre

de la vie organique ; les infections, les intoxications n'ont pas eu le temps encore de modifier son économie. Les tares constitutionnelles de ses parents ne se manifesteront chez lui que plus tard, au cours de sa seconde enfance, parfois même beaucoup plus tard. Seules, les infections congénitales tuberculeuses ou syphilitiques se révèlent chez lui dès les premiers jours. L'enfant jouit donc, pour ainsi dire, d'un véritable privilège, et du reste comment pourrait-il en être autrement. Plus on est jeune, plus les propriétés vitales sont marquées ; c'est là un fait d'observation courante. A ce point de vue l'enfant est dans une situation toute particulière, car il doit non seulement vivre, mais s'accroître. Aussi dépense-t-il une activité organique intense. Chez lui tous les organes fonctionnent avec une intensité plus marquée ; son cœur qui bat plus vite, ses reins qui excrètent davantage, toutes proportions gardées, en témoignent. Dans ces conditions comment l'eczéma arthritique se produirait-il !

Sans doute l'on observe des eczémas chez les nourrissons dont la cause ne peut être rattachée d'une façon évidente à la suralimentation, aux troubles digestifs, à une hygiène défectueuse de la nourrice, et il faut bien admettre en pareil cas la nature arthritique de cet eczéma, surtout quand les parents de l'enfant sont eux-mêmes arthritiques. Mais ces cas ne sont pas suffisamment nombreux pour que l'on puisse décrire un eczéma arthritique chez l'enfant. M. Comby (1) n'écrivait-il pas, il y a quelques années à

(1) Comby. Eczéma infantile et son traitement. *Médecine moderne,* 1898, nᵒ 4.

peine, que l'hérédité neuro-arthritique agissait rarement dans la première enfance. Les manifestations cutanées de l'arthritisme ne se manifestent que dans le deuxième âge et l'adolescence ; c'est surtout dans l'âge adulte qu'elles s'accusent nettement.

Ce que l'on peut dire, c'est que l'hérédité neuro-arthritique qui sommeille dans l'enfance *joue chez le nourrisson le rôle de cause prédisposante. Plus la prédisposition héréditaire est marquée, moins la cause efficiente devra avoir d'activité pour produire la lésion cutanée* (Marfan).

Quelle est donc, ou plutôt quelles sont ces causes efficientes ? Nous allons les étudier dans les deux derniers articles de ce chapitre.

ARTICLE IV. — **La suralimentation. — Les troubles digestifs.**

Les dermatologistes et les pédiatres ont affirmé depuis fort longtemps que la suralimentation et les troubles digestifs jouaient un rôle primordial dans l'étiologie de l'eczéma des nourrissons. La corrélation qui existe entre les diverses dermatoses infantiles, en particulier l'eczéma, et les troubles gastro-intestinaux, est un fait incontestable, admis par la plupart des médecins.

M. Descroizilles(2) dans son article *sur les gourmes*

______

(2) DESCROIZILLES. Les gourmes infantiles : leur séméiologie, leur traitement par les tissus imperméables. *Semaine médicale.* Paris, 1884, 2e s , IV, 493-495.

infantiles fait intervenir ces troubles digestifs dans l'étiologie de l'eczéma des nourrissons ; il dit ceci : « Il est
certain que les eczémas, les impetigos du jeune âge, ont
souvent des connexions étroites avec des perturbations
digestives, avec de mauvaises conditions d'allaitement et
de sevrage, or ce n'est pas à tort que, dans bien des cas,
on a désigné ces éruptions sous le nom de croûtes de
lait. »

Mais, ce ne fut que du jour où M. Bouchard attribua
certaines dermatoses à une auto-intoxication gastro-intestinale, que cette notion de la suralimentation dans la
genèse de l'eczéma se précisa, et servit de base à une con-
ception pathogénique vraiment scientifique.

En 1893, Millon(1) et Bellot(2), dans leurs thèses
inaugurales, insistent sur les dangers de la suralimentation chez les enfants.

La même année, M. Comby (3) montre l'importance
du rôle joué par la suralimentation dans la production
des dermatoses du premier âge.

M. Marfan (4), lui aussi, dans ses leçons, insiste tout
particulièrement sur la suralimentation et les troubles
digestifs, il les considère comme les facteurs les plus im-
portants de l'eczéma des jeunes enfants.

---

(1) Millon (R.). Des manifestations cutanées dues aux vices de la nutrition chez les enfants. *Thèse,* Paris, 1893.

(2) Bellot. Étude clinique sur les dangers de la suralimentation chez
les enfants. *Thèse,* Paris, 1893.

(3) Comby. Dangers de la suralimentation chez les enfants. *Progrès méd.*
septembre 1893.

(4) Marfan. *Semaine médicale.* Paris, 1894, n° 18, 138-140, *loc. cit.*

Le Pr Budin(1) a longuement insisté sur les méfaits
de la suralimentation chez le nourrisson, et récemment,
un de ses élèves, Pierra (2), montrait que, chez le nourrisson, la simple surcharge alimentaire était une cause
d'intolérance gastro-intestinale.

A l'étranger, Bulkey (3) déclare que l'on doit exercer
une surveillance rigoureuse dans l'alimentation de l'enfant ; car, soit par ignorance, soit par négligence de la
mère ou de la nourrice, c'est là le point de départ de
bien des maladies et en particulier de l'eczéma infantile.

Pour Russell (4), l'eczéma du nourrisson est dû fréquemment à des troubles généraux de la nutrition, résul-
tant d'une alimentation mal appropriée.

Holton (5) croit que l'eczéma, appelé vulgairement
croûte de lait, reconnaît, pour cause la plus fréquente,
un défaut probable d'assimilation des aliments.

Dans cette étude de l'eczéma déterminé par la suralimentation et les troubles digestifs, nous n'entendons

---

(1) Budin. Leçons de clinique obstétricale, 1889.

—   Femmes en couches et nouveau-nés, 1897.

—   Le Nourrisson. Paris, Doin, 1900.

(2) Pierra. La surcharge alimentaire cause d'intolérance gastro-intestinale chez le nourrisson, *Thèse*, Paris, 1901.

(3) Bulkey (L.-D.). « Infant feeding, especialle with references to
subjects with infantile eczema. ». Alimentation de l'enfant considérée spécialement dans ses rapports avec l'eczéma de l'enfant. *J. Am. M. Ass.* Chicago, 1887, IX, 483-486.

(4) Russell (C.-P.). « The eczémas of infancy and childood, with special reference to étiologie and dietetic considerations ». *Med. News.* Phila.,
1892, LXI, 258-262.

(5) Holton (W.-M.). Some remarks on eczema of children. Quelques
remarques sur l'eczéma infantile. *J. Am. M. Ass.* Chicago, 1894, XXIII,
786-787.

parler que de la suralimentation par le lait seul. En effet, innombrables sont les cas d'eczéma survenant chez des nourrissons qui reçoivent trop tôt une alimentation grossière ou même carnée. L'on sait que, très souvent, les mères se font une idée fausse de la capacité physique et fonctionnelle des organes digestifs de leur enfant, et que leur orgueil est de dire, une fois le sevrage terminé : notre petit mange comme nous.

La suralimentation et les troubles digestifs peuvent se rencontrer chez les enfants allaités au sein par leur mère ou par une nourrice mercenaire ; ou chez les enfants privés du sein féminin et soumis par conséquent à l'allaitement artificiel.

1º Allaitement naturel.

Dans l'allaitement naturel il peut y avoir suralimentation :

α. Soit du fait de la quantité de lait prise à chaque tetée,

β. Soit du fait du trop grand nombre de tetées prises dans les 24 heures.

En pareil cas, il est rare que les malaises qui résultent d'une mauvaise direction de l'allaitement aillent jusqu'à la maladie véritable. Ce que l'on observe, ce sont des vomissements, des coliques, parfois de la diarrhée, très souvent de l'érythème des fesses et de l'eczéma ; mais il suffit, pour mettre un terme à ces désordres, de régler le nombre et la durée des tetées. Presque jamais, chez les enfants nourris au sein, l'on ne voit le tableau de la dys.

pepsie gastro-intestinale, dont le gros ventre est le symptôme le plus saillant, et qui résulte de l'allaitement artificiel.

Nous pourrions rapporter un grand nombre d'observations typiques d'eczéma survenant chez des enfants suralimentés ; nous ne le ferons pas, car ces observations se trouvent consignées dans les thèses de Millon et de Bellot.

Les enfants nourris au sein et suralimentés *sont donc fréquemment atteints d'eczéma.* M. Marfan prétend que chez eux l'eczéma revêt de préférence la forme séborrhéique. Ainsi que nous le savons, cette variété d'eczéma est caractérisée par son début au cuir chevelu, par l'hypersécrétion graisseuse qui accompagne la dermite et par sa topographie : localisée tout d'abord au cuir chevelu, elle gagne successivement ou simultanément les oreilles, le front, les tempes, respectant en général le pourtour des yeux, du nez et de la bouche. Elle s'observe surtout chez des enfants gros, gras, nourris au sein, suralimentés, n'ayant que peu ou pas de troubles digestifs ; elle résulte d'un trouble lié à la surnutrition (Marfan). Nous reviendrons tout à l'heure sur cette question.

Lorsque l'on examine ces enfants nourris au sein, suralimentés, atteints d'eczéma, voici ce que l'on apprend. L'allaitement est pratiqué sans aucune règle ; l'enfant est mis au sein chaque fois qu'il crie, surtout la nuit. Aussi, lorsque l'affection eczémateuse est développée, comme elle provoque l'insomnie, l'on augmente encore le nombre des tetées, afin de calmer l'enfant ; l'eczéma est ainsi entretenu indéfiniment. Comment la mère ou la nourrice pourrait-elle supposer que cet eczéma est dû à la trop grande quantité de lait prise par l'enfant, car c'est à peine s'il présente quelques troubles digestifs. Sans doute l'enfant a des régurgitations de lait liquide qui suivent immédiatement la tetée, mais pour la mère ce n'est point là un signe indiquant que l'enfant prend plus de lait que son estomac n'en peut contenir. Les selles sont un peu plus fréquentes que d'habitude, mais elles ont leur consistance, leur couleur et leur odeur normales ; plus souvent elles sont grumeleuses. Très rarement, surviennent des phénomènes passagers d'indigestion, caractérisés par des vomissements de lait caillé, par de la diarrhée.

2° Allaitement artificiel.

Les troubles morbides, dont l'ensemble constitue la dyspepsie gastro-intestinale chronique, se rencontrent de préférence chez les enfants nourris au biberon. Chez eux les troubles digestifs sont fréquents, tenaces, toujours sérieux, souvent mortels. Pourquoi en est-il ainsi ? L'on a incriminé la différence qui existe entre le lait de femme et le lait de vache ; celui-ci renfermant beaucoup plus de caséine. Non seulement la caséine est en excès dans le lait de vache, mais encore elle diffère de la caséine du lait de femme par sa coagulabilité et son assimilabilité (1). L'on

---

(1) Nous extrayons du livre de H. de Rothschild le passage suivant (L'allaitement mixte et l'allaitement artificiel. Paris, Masson, 1898) :

« Sur 100 parties, le lait contient de 8o à 9o parties d'eau, 1,5 à 8,6 d'albuminoïdes, 1,5 à 8 de corps gras, 2,5 à 8,5 de sucre de lait, et de 0,20 à 0,5o de sels divers. — Voici un tableau qui donne la composition centési-

— 51 —

sait, en effet, que le nourrisson assimile difficilement la caséine du lait de vache. Celle-ci se dépose dans l'estomac en gros caillots que le suc gastrique attaque avec peine. Ces caillots, séjournant assez longtemps dans l'estomac, finissent par le distendre et par provoquer des indigestions, des vomissements, de la diarrhée..., etc. La caséine du lait de femme, au contraire, est absorbée sans fatigue par l'estomac, car elle se précipite en fins grumeaux. Le lait de femme, facilement digéré et absorbé, laisse peu de résidus, et une quantité très minime de lait suffit à l'enfant qui, dans l'allaitement naturel, souffre relativement peu de la suralimentation. Par contre, le lait de vache, moins bien assimilé, laisse davantage de résidus. Aussi, n'est-il point rare de rencontrer des enfants nourris au biberon, auxquels, contrairement à toutes les règles de l'allaitement artificiel, des quantités de lait trop considérables sont données journellement. Ici, nous trouvons réunis la suralimentation et les troubles digestifs. Ceci explique pourquoi les enfants au biberon sont plus exposés

male d'un certain nombre de laits usuels (In Armand Gautier. *Chimie biologique*, 1892, p. 711).

	FEMME			VACHE	ANESSE	JUMENT	CHÈVRE
Eau	87,2	87,1	87,8	86,15	90,12	82.8	79,4
Caséine et autres albuminoïdes	1,9	1,95	2,17	4,92	2,03	1,64	8,69
Corps gras	4,3	4,20	4,5	4,05	1,55	6.87	8,55
Sucre de lait	6,0	7,37	5,5	5,50	5,80	8,65	2,70
Sels	0,28	0,21	0,18	0,40	0,50		0,32
	Christen	Ferry	Filhol et Joly	Filhol et Joly			

que les enfants au sein aux troubles digestifs, aux dermatoses, *lorsque les règles de l'allaitement artificiel sont
violées*. Voici, du reste, ce que nous apprend l'examen de
ces enfants dyspeptiques, atteints d'eczéma. L'on n'a observé
aucune des règles habituelles de l'allaitement artificiel :
souvent le lait était de mauvaise qualité ; ou bien il n'était
ni bouilli ni stérilisé ; ou bien encore le lait était donné
dans un biberon malpropre qui contribuait à l'infecter et
à le décomposer ; parfois le lait était altéré par des cou-
pages faits sans discernement. Aussi ne doit-t-on pas
s'étonner de trouver des selles, tantôt dures, tantôt liquides, mais presque jamais normales ; souvent elles sont
blanches, vertes ou jaunes. Les vomissements sont fréquents, et le météorisme abdominal constant.

Pour M. Marfan, l'eczéma des petits dyspeptiques offre
un aspect objectif un peu particulier. Ce n'est plus l'eczéma
séborrhéique des suralimentés, mais bien l'eczéma sec
à placards disséminés. Dans cette variété d'eczéma, le
cuir chevelu est respecté ; il existe des petits placards
rouges, secs, squameux, siégeant un peu partout, mais
surtout au niveau des joues, du front, des oreilles, du
cou. J'ai été conduit, à cette manière de voir, dit M. Marfan, par ce que j'ai observé à la crèche de l'hôpital des
Enfants-Malades. « Dans ce service, il n'entre guère que
des nourrissons entièrement soumis à l'allaitement artificiel, presque tous sont atteints de dyspepsie chronique ;
or, presque jamais il ne nous a été donné d'y voir un
eczéma séborrhéique typique : nous observions seulement
la deuxième variété d'eczéma. Au contraire, à la consultation externe, où l'on nous amène les enfants nourris au

sein, on voit surtout l'eczéma séborrhéique (1). » Peut-
être n'y a-t-il point lieu de différencier aussi nettement au
point de vue étiologique ces deux variétés cliniques
d'eczéma. Elles peuvent, en effet, se rencontrer chez le
même enfant (Obs. XVII, Obs. II de la thèse de Millon);
chez des enfants suralimentés, n'ayant point de troubles
digestifs, l'on peut observer l'eczéma sec à placards disséminés (Obs. X); enfin, l'eczéma séborrhéique peut se
montrer chez des enfants atteints de dyspepsie gastro-
intestinale (Obs. XVIII de la thèse de Millon).

Aujourd'hui l'eczéma des nourrissons suralimentés,
dyspeptiques, est regardé comme étant le résultat d'une
auto-intoxication d'origine intestinale, dont voici le mé-
canisme. Tout d'abord la surcharge alimentaire ne tarde
pas à déterminer la distension de l'estomac plutôt que la
dilatation vraie : *action mécanique*. Ensuite, du fait de la
multiplication des repas, l'HCl du suc gastrique, dont le
rôle bactéricide bien connu s'exerce surtout dans l'intervalle des repas, est continuellement absorbé par le travail
digestif; il ne peut plus alors concourir à l'antisepsie du
milieu intérieur et détruire les microbes déglutis par les
nouveau-nés. De plus, la stagnation des matières fécales
favorise encore l'infection de l'organisme, car il se produit des fermentations anormales, mettant en liberté des
substances toxiques (acide lactique et butyrique agissant
à la manière de poisons véritables). Enfin, Czerny (2) a
montré que les substances albuminoïdes (caséine, albu-

---

(1) MARFAN. *Semaine médicale*, 1894, n° 18.
(2) CZERNY. *Jahrbeil. für Kinderheil.*, vol. XLIV et XLV, 1897.

mine, etc.), ingérées en excès, étaient susceptibles de donner naissance à des acides que l'organisme était impuissant à neutraliser, d'où une véritable auto-intoxication par les acides : *action chimique*.

A ces actions mécanique, chimique, vient s'en ajouter une troisième : *toxi-infectieuse*. Grâce à l'expérimentation l'on sait que le tube digestif des nourrissons est très sensible à l'action des micro-organismes. Ceux-ci peuvent venir soit du dehors (*hétéro-infection*), soit du dedans de l'organisme lui-même (*auto-infection*). Pour Thiercelin, presque toutes les gastro-entérites des jeunes enfants sont de cause endogène, c'est-à-dire de cause alimentaire. Pour Lesage (1) également les gastro-entérites sont dues à l'absence de coupage et de réglage.

En résumé, les dyspepsies infantiles sont de véritables auto-intoxications ; la suralimentation et la constipation ne font que réveiller la virulence des hôtes normaux de l'intestin. (Pour plus de détails consulter la thèse de Pierra.)

Article V. — **Mauvaise alimentation ; hygiène défectueuse; abus de café, vins, bière, alcool; retour des règles ; émotions morales; lait vieux, lait jeune.**

Le nourrisson est lié à la nourrice comme le lierre l'est à l'arbre qu'il enserre ; aussi tous les troubles, tous les dérangements survenus chez elle ont-ils un retentis-

---

(2) Lesage. Gastro-entérite des nourrissons. *OEuvre médico-chirurgicale*. Paris, 1899.

sement manifeste sur lui. Ce retentissement s'exerce à la faveur du lait ; il sert d'intermédiaire entre la nourrice et l'enfant. Les troubles qui surviennent chez la femme qui allaite altèrent soit la qualité, soit la quantité de son lait ; c'est alors qu'on peut voir apparaître fréquemment l'eczéma.

C'est un préjugé très répandu parmi les familles que toute nourrice doit manger beaucoup de viande, doit boire beaucoup de vin, de bière..., etc., pour se donner du lait et des forces. Les femmes qui allaitent sont aisément fatiguées ; c'est peut-être là qu'il faut chercher la raison de ce préjugé.

1° *Alimentation trop azotée* (1).

---

(1) MARFAN. Traité de l'allaitement et de l'alimentation des enfants du jeune âge. Paris, 1899. « La mère qui allaite doit surveiller son alimentation. Guidée par un appétit et une soif plus intenses, la femme qui nourrit mange et boit plus qu'à l'état normal.

A priori, on pourrait penser qu'il suffit d'ajouter à la ration quotidienne de la nourrice les quantités d'albumine, de graisse et d'hydrate de carbone qu'elle perd par la mamelle. De toutes les substances alimentaires, c'est l'albumine qui exerce la plus grande influence sur la formation du lait. DECAISNE (*Compte rendu de l'Académie des sciences,* 1873, p. 119) a montré qu'un excès d'albumine dans l'alimentation de la nourrice augmente la quantité totale du lait, sa richesse en principes substantiels, particulièrement en graisse. Un excès de graisse ne détermine une augmentation de beurre dans le lait que lorsqu'il y a en même temps un excès d'albumine ; ce qui semble prouver que la graisse n'intervient que pour économiser la destruction de l'albumine et permettre à celle-ci de servir à la sécrétion du lait. Les hydrate de carbone ont une influence analogue à celle de la graisse, mais beaucoup plus faible ; il semble d'ailleurs que la lactose puisse se former dans la mamelle aux dépens de l'albumine, puisque, sous un régime exclusivement carné, les chiennes fournissent un lait très riche en sucre. Par contre, une alimentation insuffisante en albumine diminue la quantité et la richesse du lait. Il en résulte que la sécrétion lactée exige avant tout une augmentation notable de la ration azotée et qu'il est bon d'y joindre un excès de graisse et

Les nourrices doivent éviter les excès de viande, car les analyses de lait ont montré que ces excès de viande produisaient un lait trop chargé en matières grasses et en sucres.

Le tableau suivant (1) indique les variations que le lait subit avec le mode d'alimentation :

POUR 1 000 PARTIES DE LAIT	LAIT DE FEMME	
	ALIMENTATION TRÈS PAUVRE	ALIMENTATION TRÈS RICHE
Eau.	883,0	857,9
Matières albuminoïdes.	24,1	26,5
Graisse.	29,8	44,6
Sucre.	60,7	67,1
Matières extractives.		
Sels.	2,4	3,9
	DECAISNE	

Ces modifications dans la composition normale du lait sont susceptibles de déterminer l'eczéma chez le nourrisson. L'abus de la viande dans l'alimentation de la femme qui allaite, et surtout de la nourrice mercenaire, est beaucoup plus fréquent qu'on ne le croit. Les « remplaçantes » dont M. Brieux a tracé un portrait si fidèle dans une pièce dont la portée sociale a été très grande, les « remplaçantes », disons-nous, sont, en général, des filles de la campagne, habituées à vivre au grand air de

---

même un excès d'hydrate de carbone pour diminuer la destruction de l'albumine. »

(1) Armand GAUTIER. Influences modificatrices du lait. Cours de chimie. III. *Chimie biologique*, 1892, 718-721.

la vie des champs et dont la nourriture est surtout végé-
tale. Une fois en place elles sont dépaysées. Confinées dans
d'étroites pièces, elles sortent peu en général, ou bien en
voiture. Elles mangent beaucoup et sont soumises à un
régime trop carné, ce qui est loin de leur déplaire. Dans
les familles riches, à l'office, les beaux morceaux leurs
sont réservés. Uniquement occupées de leur nourrisson,
elles ne fatiguent point, et au bout d'un certain temps
leur lait devient trop chargé en beurre.

Les enfants supportent parfois fort mal cette élévation
de la proportion centésimale du beurre dans le lait. Exemple : M. le Pʳ Budin, dans son beau livre sur *le Nourrisson*,
rapporte l'histoire d'un enfant, né le 22 janvier, « qui
avait des selles abondantes, mal digérées, parfois diarrhéiques ; de plus, il poussait des cris fréquents et dormait
très mal. Du lait de sa nourrice fut recueilli au commen-
cement, au milieu et à la fin de la tetée (13 février) ;
l'analyse faite par M. Ch. Michel, attaché à notre labora-
toire de chimie, montra qu'il contenait 165 grammes
d'aliments secs, dont 80^{gr},40 de beurre par litre. On es-
saya, en changeant le régime alimentaire, d'obtenir une
modification dans la composition du lait ; or, quelques
jours plus tard (24 février), on trouvait qu'il contenait
encore près de 50 grammes de beurre. Comme l'enfant
souffrait toujours, on lui donna une autre nourrice ; au
bout de quelques heures, il cessa de crier et dormit d'une
façon très calme ; deux jours plus tard ses garde-robes
étaient redevenues normales. A quelque temps de là, M.
Michel eut à examiner le lait d'une nourrice au service de
M. D..., rue Taitbout, dont l'enfant présentait des trou-

bles digestifs : ce lait contenait 66ᵍʳ,40 de beurre ; or, une enquête nous apprit que cette nourrice était précisément celle dont nous avions déjà fait analyser le lait (1) ».

Lorsque l'alimentation de la nourrice est trop azotée, le mode de réaction peut différer ; l'enfant peut ne présenter que de l'eczéma, ainsi qu'en témoigne l'observation VII. La femme Man... nourrit elle-même son enfant ; sur les conseils de son mari elle mange beaucoup et surtout de la viande, deux fois par jour, afin d'avoir du bon lait ; elle boit un litre de vin par jour. Par contre, elle sort régulièrement tous les après-midi ; cependant un mois et demi après sa naissance l'enfant a de l'eczéma. Ce n'est point un gros et bel enfant ainsi que l'on serait tenté de le croire ; il ne pèse que 3 650 grammes à l'âge de deux mois. Il a bien un peu d'arthritisme dans ses antécédents héréditaires, car sa mère a des maux d'estomac, des migraines fréquentes ; à l'âge de 15 ans elle a eu une attaque de rhumatisme : son père est un gros mangeur, acnéique. Mais ici l'enfant, quoique prédisposé, fait de l'eczéma uniquement parce que sa mère suit un régime trop azoté. Et il suffit de modifier le régime alimentaire de la mère, de lui défendre la viande, de remplacer le vin par du lait coupé d'eau de Vichy, pour qu'au bout de huit jours seulement l'on soit étonné de l'amélioration survenue dans l'éruption eczémateuse de l'enfant.

L'observation I publiée par M. le Pʳ Budin dans « le Nourrisson » en est un exemple frappant.

---

(1) Budin et Ch. Michel. Sur l'utilisation des graisses dans l'organisme du nourrisson. *Bulletin de la Société d'obstétrique de Paris*, 1899, p. 191-201.

Autre exemple, l'observation II. Ici encore l'alimentation de la mère est trop azotée ; il n'y a ni excès de vins ou de bières, et cependant, l'enfant dans les antécédents héréditaires duquel l'on ne trouve aucune trace d'arthritisme, fait de l'eczéma. Il suffit, comme précédemment, de modifier le régime alimentaire suivi par la mère, de lui défendre la viande, pour voir l'eczéma de l'enfant s'améliorer aussitôt, rester stationnaire, disparaître complètement enfin en un mois.

L'observation IV relate un fait identique.

2° Abus de bière, vin, alcool, etc.

Souvent à la nourriture trop azotée vient s'ajouter un nouveau facteur très important dans la production de l'eczéma chez les tout jeunes enfants : c'est l'abus de la bière, du vin, des liqueurs fortes, fait par la nourrice. Obligées de fournir une certaine quantité d'eau à la sécrétion mammaire, les nourrices sont très souvent altérées ; aussi ont-elles recours à la bière qui passe pour favoriser la sécrétion lactée. Nombreuses sont les bières, dites « de nourrice ». La bière, pour la femme qui allaite, est une boisson inutile, lorsqu'elle n'est pas dangereuse, car, trop alcoolisée, elle peut déterminer des accidents chez le nourrisson : témoin l'enfant dont l'histoire est relatée dans l'observation X. Il s'agit d'un enfant nourri au sein par sa mère. Tout d'abord bien portant, quoique suralimenté, il ne tarda pas à présenter de la diarrhée ; celle-ci guérie, survint un eczéma de la face. La mère nous apprend alors que pour enrichir son lait, outre qu'elle mange beaucoup de viande, elle boit par jour deux litres de bière double. On lui supprime la bière et on lui prescrit un litre de lait coupé d'eau de Vichy, à prendre aux repas. Un mois après, l'enfant est tout à fait guéri, quoique la suralimentation continue. Fait curieux : trois mois après, la mère reprend de la bière (1 litre par jour) pendant une semaine ; son enfant fait aussitôt une nouvelle poussée d'eczéma. On remet la mère au lait, et un mois après l'enfant est guéri.

Un autre exemple nous est fourni par l'observation IX. Enfant allaité au sein par sa mère ; celle-ci prend par jour un litre de bière et un demi-litre de vin. Son enfant fait rapidement de l'eczéma. On remplace la bière et le vin par du lait ; huit jours après, l'eczéma de l'enfant a diminué, et quinze jours après il est complètement guéri (Obs. XI, XIV, XV).

M. Jacquet (1) rapporte un fait analogue. « Nourrisson de 10 mois, amené à la polyclinique des Enfants-Malades, service du Pr Grancher, pour un eczéma aigu datant de 15 jours. Enfant allaité par sa mère dans de parfaites conditions ; il est d'ailleurs bien portant, sans aucun trouble gastro-intestinal, et rien au premier abord n'explique l'apparition de la dermatose. La mère semble en bonne santé. Cependant son interrogatoire révèle deux éléments suspects : la réapparition des règles précédant de quelques jours le début de l'eczéma et l'abus de bière pendant et entre les repas. »

Mais parfois l'on observe des troubles plus sérieux.

---

(1) JACQUET. Eczéma des nourrissons ; périodes menstruelles et allaitement ; nourrices alcoolisées ; lait vieux, lait jeune et dermatoses ; obésité et eczéma. *Médecine moderne*. Paris, 1899, X, 163.

C'est ainsi qu'un enfant, dont la nourrice buvait quatre litres de vin par jour, outre une éruption eczémateuse, eut des accidents plus graves dont il faillit mourir (Obs. XVI).

Lorsque l'intoxication alcoolique de la mère se borne à l'abus de bière, de vins, l'enfant peut ne présenter, en dehors de son eczéma, ni troubles gastro-intestinaux, ni troubles nerveux.

Mais, en pareil cas cependant, la sécrétion lactée est tout de même altérée, quoique dans de très faibles proportions. Cela n'est pas douteux : et n'est-on pas en droit, dans des cas analogues, d'établir un rapport de cause à effet entre cette altération du lait et les poussées d'eczéma ou de certaines autres dermatoses. La bière, même la plus faible, marque toujours cinq ou six degrés d'alcool. En ne combattant pas l'abus qui se commet dans beaucoup de familles et qui consiste à donner à la nourrice de la bière à volonté et une certaine quantité de vin, on arrive à donner aux nourrissons du lait alcoolisé (Jacquet). L'on sait que l'alcool retentit sur le nourrisson ; Toulouse (1), Combe (2), Vallin (3), Meunier (4) et Périer (5) en ont rapporté des exemples classiques ; thèse de Nicloux (6).

---

(1) Toulouse. Convulsions infantiles par l'alcoolisme de la nourrice. *Gazette des hôpitaux,* 25 août 1891, n° 98, p. 914.

(2) Combe. *Journal de médecine et de chirurgie pratiques,* à l'usage des médecins praticiens, 10 juin 1898, p. 419.

(3) Vallin. L'alcoolisme par l'allaitement. *Acad. de méd.,* 20 octobre 1896.

(4) Meunier. Convulsions du nouveau-né provoquées par l'alcoolisme de la nourrice. *Journal de médecine et de chirurgie pratiques,* 25 avril 1898, 7293.

(5) Perrier. Convulsions d'origine alcoolique chez un nourrisson élevé au sein par la mère. *Annales de médecine et de chirurgie infantiles,* 15 juillet 1898, n° 14, p. 479.

(6) Nicloux. *Thèse,* Paris, 1900.

3° **Périodes menstruelles et eczéma.**

Non seulement la mauvaise alimentation, l'abus des spiritueux..., etc., sont susceptibles, en altérant le lait de la femme qui allaite, de retentir sur le nourrisson ; mais il semble aussi que la menstruation diminue quelquefois la quantité du lait et peut en altérer la qualité. « Si quelques nourrissons, dit M. Marfan dans son Traité de l'allaitement, ne semblent nullement incommodés par le lait d'une jeune femme menstruée, il en est qui deviennent grognons, agités, qui prennent moins volontiers le sein, d'autres enfin qui ont des troubles digestifs. » Des enfants peuvent présenter des dermatoses, et parmi celles-ci la plus fréquente de toutes : l'eczéma. Roche, dans sa thèse (1), a bien étudié l'influence de la menstruation de la nourrice sur l'enfant qu'elle allaite. Outre des diminutions de poids fréquentes, des troubles digestifs, le retour des règles chez la nourrice peut déterminer chez le nourrisson l'apparition de certaines dermatoses : érythème, eczéma, érysipèle (Saint-André : observations sur l'influence vicieuse qu'a exercée la menstruation chez une nourrice, sur les qualités alibiles de son lait et sur les mauvais effets qui en sont résultés pour le jeune nourrisson. *Journal de médecine, chirurgie et pharmacie*. Paris, 1819, LXIX, 317-328). « Quelques-uns, dit Roche, présentent des lésions eczémateuses. Nous avons vu, dans l'observation d'un enfant, des lésions eczémateuses débuter au moment des

---

(1) ROCHE. Influence de la menstruation de la nourrice sur l'enfant qu'elle allaite. *Thèse*, Paris, 1901.

règles de la mère. Sans doute, il faut admettre une prédisposition de l'enfant, mais nous n'en croyons pas moins que le flux menstruel a une action sur le développement de l'eczéma, car, si dans ce cas on peut croire à une coïncidence fortuite, dans un autre, il semble qu'une poussée eczémateuse puisse être vraisemblablement imputable à l'apparition menstruelle ; il s'agit d'un enfant ayant présenté des lésions eczémateuses, en ayant guéri, et chez lequel on constate une nouvelle poussée d'eczéma à la première période menstruelle de la mère. »

Dans l'observation de M. Jacquet, que nous rapportions plus haut, la réapparition des règles de la nourrice précédait de quelques jours le début de l'eczéma.

Dans « la Mère et l'Enfant » (1) nous trouvons l'observation suivante : « La femme L... nourrissait le bébé de M. R... Ce bébé venait merveilleusement, quand subitement il se mit à baisser de poids, prit mauvaise mine et eut un érythème des cuisses et des fesses. Le Dr Caradec fit surveiller cette nourrice de très près, et il fut établi qu'elle avait eu trois fois ses règles, et que les troubles dans la santé du bébé avaient coïncidé avec l'apparition de cette troisième époque. La nourrice ayant été remplacée, le bébé reprit sa belle santé. »

Dans sa thèse, Roche a publié les observations de 95 enfants, nourris au sein, dont les nourrices avaient leurs règles. Parmi ces 95 enfants, 4 ont eu de l'eczéma, ce qui nous fait presque 4 pour 100. Voici ces observations :

____

(1) GALL. Retentissement sur les nourrissons des troubles survenus chez la nourrice. *La Mère et l'Enfant*, Th. Caradec, Brest, 13e année, 1er avril 1897, n° 4.

Observation A. — Enfant 864 (1), né le 1ᵉʳ octobre 1896, poids 4 170.

Le 30 septembre 1897 les règles réapparaissent chez la mère. Non seulement l'enfant diminue de poids, mais l'on voit aussi réapparaître quelques lésions eczémateuses (L'enfant en avait déjà eu).

Observation B. — Enfant 1165, né le 3 juin 1899. Poids 2 950.

Le 15 septembre 1899 les règles réapparaissent chez la mère ; éruption eczémateuse chez l'enfant (L'enfant était suralimenté).

Observation C. — Enfant 1221, né le 22 août 1899, poids 3 850.

30 novembre, réapparition des règles chez la mère : l'enfant diminue de poids.

4 janvier 1900, règles ; éruption eczémateuse chez l'enfant.

8 février 1900, règles ; nouvelle éruption d'eczéma chez l'enfant.

Observation D. — Enfant 1257, né le 2 novembre, poids 2 725.

16 mars, réapparition des règles. Diminution de poids chez l'enfant.

13 avril, règles, nouvelle diminution de poids : de plus éruption eczémateuse.

Ces désordres sont ordinairement fugaces, et ne dépassent guère les trois ou quatre jours de la période cata-

____

(1) Numéro du registre de la consultation des nourrissons de la Clinique Tarnier.

méniale. Il n'est point douteux que la menstruation provoque des modifications des qualités du lait, bien que
ces modifications soient encore mal connues. Sans rapporter ici toutes les opinions contradictoires émises à ce
sujet, rappelons ce que disait le Pr Tarnier, dans son
traité de l'Art des Accouchements : « La lactation, lorsqu'elle persiste pendant la menstruation, subit une légère
diminution de quantité à chaque époque. En même temps,
la proportion des matières solides s'accroît d'une mesure
notable. L'augmentation porte sur la caséine, le beurre,
les sels ; le sucre diminue. »

Nous croyons utile de mettre sous les yeux un tableau,
tiré de Vernois et Becquerel, montrant bien l'influence
que la menstruation fait subir au lait des femmes réglées,
pendant la période menstruelle et pendant la période in-
tercalaire, comparativement au lait des femmes non réglées.

INFLUENCE DE LA MENSTRUATION

PRINCIPES POUR 1 000	FEMMES NON RÉGLÉES	FEMMES RÉGLÉES	
		PÉRIODE INTERCALAIRE	PÉRIODE MENSTRUELLE
Eau.	889,51	886,44	881,42
Principes fixes..	110,49	113,56	118,58
Caséine et mat. extract. . . .	38,69	48,58	47,49
Beurre.	26,54	26,98	29,15
Sucre.	43,88	41,68	40,49
Sels.	1,38	1,32	1,45

Comment expliquer chez le nourrisson l'apparition
de l'eczéma coïncidant avec les périodes menstruelles chez
la nourrice ?

Si la nourrice a beaucoup de lait, la menstruation
peut en diminuer la quantité, il en restera toujours assez
pour la ration d'entretien et la ration d'accroissement de
l'enfant. Mais si ce lait est trop chargé en matières grasses,
il peut être mal assimilé, et l'enfant peut avoir de l'eczéma.
En réalité, il est assez difficile de donner une explication
absolument précise ; il y a un fait certain : c'est que souvent le lait des femmes ayant leurs règles ne convient pas
à l'enfant ; que celui-ci peut présenter des éruptions eczémateuses, dont le retour peut coïncider avec chaque
nouvelle période menstruelle.

4° Emotions morales.

L'on sait que les émotions de la nourrice ont un retentissement marqué sur le nourrisson, et M. le Pr Budin,
dans plusieurs de ses livres (Femmes en couches et nouveau-nés, le Nourrisson), en a rapporté des exemples typiques. Généralement les accidents qui surviennent chez
le nourrisson sont une diminution de poids, accompagnée de garde-robes liquides, vertes ou diarrhéiques.
On observe aussi parfois de l'eczéma, et l'observation XVII
est particulièrement instructive à ce point de vue. Il
s'agit, dans cette observation, d'un enfant élevé au sein
par sa mère. Celle-ci a des chagrins domestiques, des
scènes quotidiennes avec son mari. Trois semaines après
sa naissance l'enfant a de l'eczéma. Deux mois après,
l'eczéma est stationnaire ; le lait de la mère diminue
comme qualité et comme quantité ; les scènes conjugales
continuent ; on commence l'allaitement mixte : 2 bou-

teilles de 5o grammes de lait stérilisé. L'eczéma de l'enfant a continué jusqu'au jour où la mère lui a donné le sein ; à partir du moment où l'allaitement artificiel a été institué l'on a pu voir l'eczéma s'améliorer, rétrocéder et disparaître au bout de 15 jours.

5° Lait vieux, lait jeune.

Jacquemier rapporte les observations de plusieurs enfants en bonne santé, mais atteints d'eczéma rebelle, ayant complètement guéri après le remplacement d'un lait vieux par un lait jeune.

Archambault (1) rappelle, lui aussi, qu'il est d'une croyance vulgaire qu'un vieux lait produit l'eczéma.

Comment expliquer cette opinion ?

La question est des plus complexes, car il est assez commun de voir des enfants nourris avec du lait vieux exempts d'éruptions eczémateuses, et de rencontrer des enfants nourris avec du lait jeune présenter ces mêmes affections. Il est probable, que les modifications qui surviennent dans les quantités de beurre contenues dans le lait aux différentes périodes de l'allaitement, jouent un rôle important. M. le Pr Armand Gautier (2) rappelle que Becquerel et Vernois ont observé que de 1 à 8 mois le

---

(1) ARCHAMBAULT. Alimentation des nouveau-nés, allaitement mixte, accidents de la dentition. *Journal de médecine et de chirurgie pratiques*, à l'usage des médecins praticiens, t. 48, 3ᵉ série, 1877, art. 10407, p. 22-26.

(2) Armand GAUTIER. Influences modificatrices du lait. Cours de chimie, t. III, *Chimie biologique*, 1892, 720.

beurre décroît de 39 à 16 grammes par litre, pour augmenter ensuite les mois suivants et varier seulement entre 20 et 26. Quant au sucre, il ne change pas sensiblement; il oscille entre 40 et 45 grammes par litre. Si ces analyses sont rigoureusement exactes, il est difficile d'incriminer en pareil cas l'augmentation de beurre ; il semble plutôt que l'ensemble des modifications survenues dans le lait, font que celui-ci ne convient plus à l'enfant.

CHAPITRE III

TRAITEMENT

Ces considérations étiologiques sur l'eczéma des nourrissons ont une sanction thérapeutique. Nous allons étudier successivement :

Le traitement prophylactique;

Le traitement général ;

Le traitement local.

Article I. — **Traitement prophylactique.**

1º Hygiène de la femme qui allaite.

La femme qui allaite doit surveiller son alimentation. Elle ne doit pécher ni par défaut, ni par excès. Son alimentation doit être tirée en parties à peu près égales du règne animal et du règne végétal. Les aliments doivent être d'une digestion et d'une absorption faciles. Soupes et potages gras ou au lait, viandes de boucherie, volailles, œufs, poissons frais, haricots verts, beurre, fromages non fermentés ; voilà ce que peut manger une nourrice. Les féculents, sous forme de purées, ne sont point défendus. Il n'en est point de même des gibiers, des crustacés, de la charcuterie qui sont formellement interdits. Les mets doivent être préparés simplement ; ni épices, ni condiments.

C'est en n'observant point ces règles usuelles que la

nourrice peut voir la santé de son nourrisson s'altérer, ainsi qu'en fait foi une observation du Dr Firmin (1), où un enfant de six mois fut pris d'urticaire, de collapsus, de diarrhée violente, sa mère ayant mangé des huîtres, des crabes et des coquillages. L'observation XII est aussi très significative. Depuis le 5 janvier 1900 l'enfant est atteint d'eczéma; la mère est mise au lait comme boisson, la viande, la charcuterie, le poisson lui sont défendus. Le 19 janvier l'enfant vient à la consultation, son eczéma est stationnaire, avec une légère tendance à l'amélioration. Deux jours après, le dimanche 21 janvier, la mère va dîner en famille (et l'on sait ce que cela veut dire); elle mange de tout, boit du vin, et le lendemain son enfant a une nouvelle poussée d'eczéma aigu. Nous pourrions multiplier les exemples.

Comme boisson on permettra l'eau rougie ; une bouteille de vin par jour au maximum. Nous savons que si la bière est trop alcoolisée (Obs. X) elle peut déterminer l'eczéma chez le nourrisson ; aussi faut-il être prudent, et ne jamais autoriser plus d'un litre de bière par jour en remplacement du vin. Dans l'intervalle des repas, si la nourrice a soif, elle peut prendre un peu de limonade, ou un peu de tisane de réglisse, ou mieux encore de l'eau. Ni café, ni alcool.

Les exercices quotidiens, mais modérés doivent être recommandés.

Les nourrices mercenaires sont souvent réfractaires à

---

(1) Firmin. In Traité de l'allaitement et de l'alimentation des enfants du premier âge, Marfan, 1899.

ces règles d'alimentation et d'hygiène, pourtant si importantes ; aussi doit-on les surveiller de très près.

2° Hygiène de l'enfant.

L'enfant sera tenu très proprement ; il devra être
baigné fréquemment, et changé dès que ses langes seront
souillés. Il faut empêcher la formation sur la tête de
l'enfant des croûtes de lait; pour cela il suffit de lui laver
tous les jours la tête, avec de l'eau tiède, du savon et une
brosse. Ne jamais employer la vaseline.

Enfin, point d'une importance capitale, l'enfant sera
mis au sein régulièrement toutes les deux heures, et dans
les premières semaines pesé tous les jours. Sa courbe de
poids devra se rapprocher de la normale.

Article II. — Traitement général.

Le nourrisson est atteint d'eczéma, il faut instituer un
traitement général.

1° Hygiène alimentaire.

α. De la nourrice.

Bien souvent, ainsi que nous l'avons montré, lorsque
l'enfant présente de l'eczéma, l'alimentation de la nourrice
est en cause. Parfois même, sans que celle-ci puisse être
incriminée, il suffit de la modifier, pour voir aussitôt
l'eczéma s'améliorer et guérir. Ainsi donc, suppression de
la viande, du vin, de la bière, du café; la nourrice prendra
du lait coupé d'eau de Vichy, mangera beaucoup de

légumes, et sortira tous les jours. En même temps l'alimentation de l'enfant sera surveillée. Enfin faire analyser le lait de la nourrice. Dans certains cas, malgré les modifications apportées au régime alimentaire de la nourrice, l'eczéma de l'enfant persiste indéfiniment; il suffit alors de changer la nourrice pour voir l'eczéma guérir en quelques jours.

β. *De l'enfant.*

Trois cas peuvent se présenter, ou bien l'enfant est élevé au sein, ou bien à l'allaitement mixte, ou bien à l'allaitement artificiel.

Enfant élevé au sein. — Tous les auteurs sont d'accord pour régler strictement le nombre, la durée et les intervalles des tetées. Mettre l'enfant régulièrement au sein toutes les deux heures (une ou deux tetées la nuit seulement), ne l'y laisser que 5 minutes, parfois même moins encore, 3 minutes seulement.

Enfant élevé à l'allaitement mixte ou à l'allaitement artificiel. — Il faut ici se montrer plus sévère encore. Nous supposons que l'on donne toujours du lait stérilisé. Proscription absolue des biberons à tubes. La préparation du lait stérilisé et les diverses manipulations que la stérilisation du lait exigent devront être faites avec la plus grande propreté.

2° Médicaments.

Faut-il donner des médicaments aux nourrissons eczémateux ?

Nombre de médicaments et de sirops dépuratifs ont la réputation d'être à tort ou à raison antidartreux. L'arsenic vient en première ligne.

Kistler (1) recommande l'arsenic donné sous forme de liqueur de Fowler, à la dose de quatre gouttes suivant l'âge de l'enfant, auquel on associera le fer.

Neuberger (2) dit avoir obtenu les meilleurs résultats par l'administration de l'arsenic dans dès cas innombrables d'eczéma chronique chez les nourrissons.

Par contre, Bagynsky et Sonnenburger, et d'autres encore, soutiennent que le traitement interne, et en particulier l'arsenic, est inefficace. Il semble actuellement admis que la plupart des médicaments internes sont nuisibles. Et M. Brunon(3), dans la *Normandie médicale*, écrit: « La liste serait longue des médicaments que nous considérons comme non indiqués : les vins médicamenteux et autres, les sirops d'iodure de fer, antiscorbutiques, de raifort iodé, etc., l'huile de foie de morue (4), les prépara-

---

(1) Kistler (W.-P.). The treatment of crusta lactea on infantile eczema. Le traitement de la croûte de lait ou eczéma infantile. *Med. Rec.*, n 7, 1898, LIII, 231.

(2) Neuberger. Ueber die Heilung von chronichen eczemen des Säuglings und Kindersalter durch Arsenik. *Arch. f. dermat. und syph.* Wien und Leipzig, 1899, XLVII, 195-202.

(3) Brunon. Eczéma séborrhéique des jeunes enfants. Son traitement. *Normandie médicale.* Rouen, 1895, nos 9, 11, 15.

(4) Behrem (F.-G.). Ueber die Anwendung der Leberthranseife gegen die chronischen eczem der Kinder. Sur l'emploi de l'huile de foie de morue contre l'eczéma chronique des jeunes enfants. *J. f. Kinderkr.* Erlaug., 1856, XXVII, 323-333.

tions arsénicales, les jus d'herbes et les innombrables spécialités, qui toutes ont, le plus souvent, pour effet de troubler un système digestif déjà profondément atteint. Toniques et dépuratifs sont, à notre avis, inutiles ou nuisibles ; le vrai dépuratif, c'est le régime. »

Cependant l'usage modéré des alcalins, des laxatifs et des antiseptiques a paru donner de bons résultats. Kistler, Jemma (1) prescrivent le calomel à doses purgatives. M. Comby emploie le traitement suivant : Si l'enfant a de l'embarras gastrique, des selles fétides, on donne le calomel à doses fractionnées : 1 centigramme par jour en 3 ou 4 prises dans une cuillerée à café d'eau sucrée ou de lait. On prescrit aussi un peu de bicarbonate de soude et de benzo-naphtol, de 15 à 20 centigrammes de chaque.

3° Cure d'air.

Enfin, il ne faut pas négliger la cure d'air, qui est un précieux adjuvant pour la guérison. Il faut sortir tous les jours les nourrissons atteints d'eczéma ; ce n'est pas le froid qu'il faut craindre, mais bien les refroidissements. Souvent le changement d'air, le séjour à la campagne hâtera la guérison.

C'est grâce à ce traitement général que l'on obtiendra la régularisation des fonctions gastro-intestinales et que le traitement local pourra être efficace.

------

(1) JEMMA. L'eczema seborroïco dei lattanti. *Gazz. d. Osp.* Milano, 1900, XXI, 1423-1424.

Article III. — **Traitement local.**

1° Débarrasser complètement la peau de tout exsudat desséché.

Sur ce point, tous les auteurs sont d'accord. Il faut faire tomber les croûtes, surtout celles du cuir chevelu. Pour arriver à ce résultat, plusieurs procédés sont employés.

Chapin (H.-D.) (1) emploie l'huile; et, au bout de quelques heures, les croûtes sont suffisamment ramollies pour être enlevées en frottant avec du coton trempé dans de l'huile ou de la vaseline.

Jemma emploie les cataplasmes de fécule de pommes de terre pendant deux ou trois jours ; ensuite, l'on fait des lavages à l'eau boriquée faible.

Brunon couvre la tête des enfants atteints d'eczéma du cuir chevelu avec une calotte faite avec des compresses de tarlatane (6 ou 8 épaisseurs) imbibées d'eau amidonnée tiède. L'on recouvre avec du taffetas gommé ou mieux avec de la gutta-percha laminée et l'on fixe avec une bande de toile.

Nous avons vu employer très souvent le masque ou la calotte de caoutchouc. L'emploi du caoutchouc vulcanisé a été préconisé par MM. Colson, Besnier, Tenneson.

Une feuille mince de caoutchouc est appliquée sur les

---

(1) Chapin (H.-D.). The treatment of chronic eczema at the babie's wards. Le traitement de l'eczéma chronique dans les crèches. *Post Graduate*, N. 7, 1889, XIV, 697-699.

lésions eczémateuses, aseptisées au préalable. Trois fois par jour il faut l'enlever et la laver soigneusement avec de l'eau boriquée. On obtient alors au bout de quelques jours le décapage complet des surfaces malades et un suintement abondant.

2° Topiques.

Une fois la lésion eczémateuse bien nettoyée on peut appliquer matin et soir une pommade. Ici l'arsenal thérapeutique a été mis au pillage et parmi les topiques employés, nous ne citerons que les plus recommandables.

Il faut éviter avec soin l'usage des antiseptiques qui ne réussissent qu'à déterminer des poussées nouvelles. Il faut au contraire s'adresser aux topiques doux qui calmeront la douleur et le prurit, MM. Comby, Marfan, Chapin, Allen (1), Leistikow (2), Rille (3), Kistler, emploient les pommades à l'oxyde de zinc auxquelles on peut associer du menthol ou de l'acide salicylique ou du soufre. Une formule très employée est la suivante :

Vaseline. . . . . }		
Lanoline. . . . . }	*ãã* 15 grammes.	
Oxyde de zinc.	4	—
Soufre précipité, pur tamisé. . .	1	—

---

(1) ALLEN. Treatment of eczema in infants and children. Traitement de l'eczéma chez les enfants. *New-York med. Journal*, 1899, LXIX, 433-436.

(2) LEISTIKOW (L.). Zur Behandlung des Kinder eczems. Du traitement de l'eczéma infantile. *Monatsh. f. prakt. Dermat.* Hambourg, 1900, XXXI, 251-253.

(3) RILLE (Z.-II.). Ueber die Behandlung des Ekzems in Kinderalter. Sur le traitement de l'eczéma dans l'enfance. *Verhandl, d. Gesellsch. deutsch. Naturf. u. Aerzte,* 71 Vers. 1899-1900, 2 Th., 2 Hälfte, 411.

Ou bien encore :

Vaseline. . . . .
Lanoline. . . . . } *ùù* 15 grammes.

Poudre d'amidon. . . . . .
Oxyde de zinc. . . . . . . } *ùù* 15 grammes.

Acide salicylique. . . . . .   0^{gr},05 à 0^{gr},10

Enfin, on peut encore employer la résorcine à la dose de 0^{gr},50 à 1 gramme. Les poudres inertes donnent parfois des résultats excellents dans les eczémas suintants. On peut se servir de la poudre suivante :

Amidon. . . . .
Talc. . . . . } *ùù* 30 grammes.
Sous-nitrate de bismuth. . . .

Menthol. . . . .   0^{gr},50

Les poudres inertes calment les démangeaisons et mettent à l'abri les surfaces irritées. Du reste, il est indispensable d'attacher pendant la nuit les mains des nourrissons atteints d'eczéma, et de protéger d'une façon parfaite·les surfaces eczémateuses au moyen d'une couche d'ouate fixée par une bande de tarlatane. On prévient de cette façon le grattage et les infections secondaires.

3° **Les bains,** en général, ne sont pas prescrits.

4° **Quant aux pansements humides,** à l'eau bouillie, ils donnent des résultats merveilleux chez l'adulte, lors des poussées aiguës ; chez le nourrisson, ils sont très peu employés (1).

---

(1) M. Gaucher a fait usage des pansements humides chez les nourrissons eczémateux, les résultats qu'il a obtenus lui ont donné toute satisfaction.

CONCLUSIONS

1º **Manifestations cliniques.**

A. — Chez les enfants soumis à l'allaitement artificiel, l'eczéma s'observe moins souvent que chez les enfants nourris au sein, à condition que les règles de l'allaitement artificiel soient observées.

B. — L'eczéma est la plus fréquente de toutes les dermatoses du nourrisson.

C. — Ses formes habituelles sont : l'eczéma séborrhéique qui débute par le cuir chevelu ; l'eczéma sec, à placards disséminés, localisé le plus souvent à la face.

D. — En général, l'eczéma a une marche chronique ; il récidive facilement.

E. — On le différencie aisément des éruptions vésiculeuses, pustuleuses, papuleuses et de diverses autres manifestations cutanées.

2º **Étiologie.**

A. — Le parasitisme ne joue aucun rôle daus l'étiologie de l'eczéma du nourrisson.

B. — La dentition ne peut déterminer l'apparition de l'eczéma ; tout au plus peut-elle jouer le rôle de cause aggravante.

C. — L'influence de l'hérédité neuro-arthritique a été exagérée ; elle n'est qu'une cause prédisposante.

D. — La suralimentation et les troubles digestifs sont les seules causes efficientes de l'eczéma du nourrisson.

E. — A ces causes, il faut joindre la mauvaise alimentation, le régime trop azoté, l'hygiène défectueuse de la nourrice, ainsi que l'abus qu'elle peut faire de bière, de vins, de café, d'alcool. Les émotions morales, le retour des règles chez la femme qui allaite, peuvent déterminer l'apparition de l'eczéma chez l'enfant.

Ces différentes causes, en modifiant le lait dans sa quantité et sa qualité, sont facteurs très fréquents d'eczéma chez le nourrisson.

3° Traitement.

Surveiller tout d'abord l'hygiène alimentaire de la femme qui allaite : nourriture mixte, pas trop de boissons, peu de bière. Ensuite régler l'alimentation du nourrisson. *A côté du traitement prophylactique et du traitement général qui occupent le premier plan,* instituer le traitement local qui ne doit être qu'un adjuvant.

OBSERVATIONS

Observation I (in Nourrisson. Budin, fig. 64).

(Figure 1.)

*Enfant allaité au sein par sa mère ; il est atteint d'eczéma.
Modification de l'hygiène et du régime alimentaire de la
nourrice. Guérison de l'enfant.*

La nommée Sa... est accouchée à la Maternité le 1ᵉʳ octobre
1897 ; son enfant pesait 4ᵏᵍʳ,170 ; elle le nourrit, et le jour de sa
sortie de l'hôpital, le 12 octobre, son poids était de 4ᵏᵍʳ,375.
L'augmentation continua et vous pouvez voir sur le tracé que la
courbe s'éleva très notablement au-dessus de la normale. A la fin
de janvier, le 29, il pesait 6ᵏᵍʳ,570 ; le 12 février, il commençait
à être atteint d'eczéma (voy. fig. 1). Sa mère était une femme
très grosse qui, malgré les recommandations que nous lui faisions
parce que son enfant avait parfois de petits troubles digestifs,
mangeait beaucoup de viande, deux fois par jour, buvait une
trop grande quantité de vin et ne faisait aucun exercice. Très
ennuyée du résultat qu'elle avait obtenu, elle modifia son régime,
ne mangea plus que peu de viande et une fois seulement dans les
24 heures, but de l'eau de Vichy, du lait, etc..., enfin elle fit
chaque jour de l'exercice physique, de la marche pendant une
heure et demie à deux heures ; elle obtint la guérison de son
enfant. On voit que pendant toute la durée de l'eczéma, l'augmentation de poids fut beaucoup moindre et la courbe se rap-
procha de la normale qui avait été dépassée. Après la guérison
cette courbe redevint plus belle et de nouveau s'éleva au-dessus
de la ligne ordinaire.

Observation I

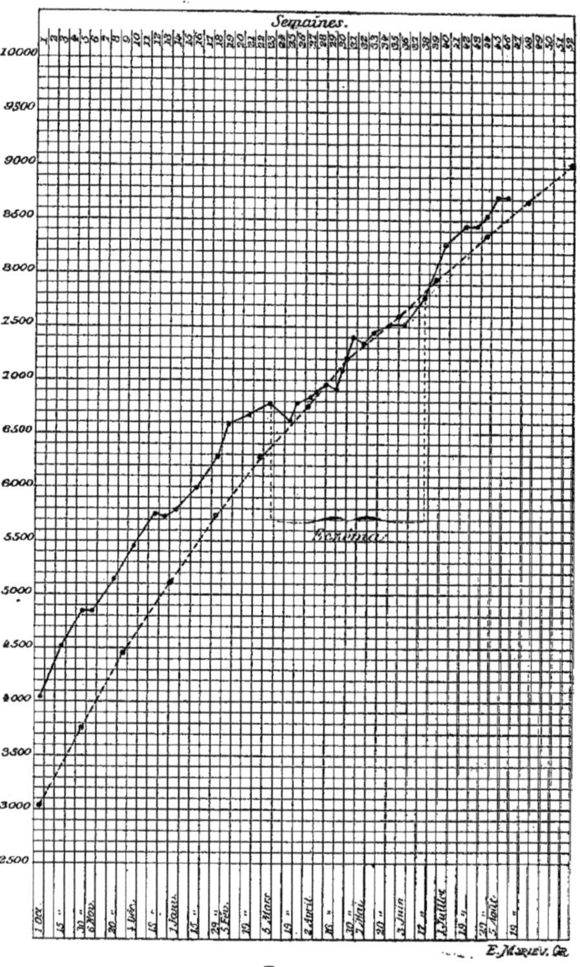

Fig. 1.

Nota. — Sur toutes ces courbes, la ligne pointillée représente la courbe normale ; le trait plein figure la courbe de l'enfant observé.

OBSERVATION II

(Consultation des nourrissons. Clinique Tarnier.
N° du registre 1348.)
(Figure 2).

*Eczéma de la face chez un enfant nourri au sein par sa
mère. Nourriture trop azotée de la mère. Modification
du régime alimentaire. Guérison de l'enfant.*

La nommée Gas... accouche le 1ᵉʳ mars 1900 d'un enfant
pesant 3ᵏᵍʳ,670. Elle quitte le service le 10 mars ; l'enfant pèse
3ᵍʳ,780.

Antécédents héréditaires de l'enfant. — La mère est bien
portante et n'a jamais présenté de manifestations arthritiques.

Le père, âgé de 40 ans, est un gros mangeur ; il n'a jamais
été malade.

La courbe de poids de l'enfant monte régulièrement, parallèle
à la courbe normale. L'enfant n'est point suralimenté, il ne présente aucun trouble digestif.

15 *juin*. — L'enfant a de l'eczéma depuis quelques jours.

Cet eczéma siège à la figure, sur la joue droite, et dans le
sillon rétro-auriculaire, il est très prurigineux ; l'enfant se gratte
continuellement.

La mère, interrogée, nous apprend qu'elle mange beaucoup
de viande. On lui prescrit de supprimer la viande, et de remplacer le vin qu'elle boit en mangeant par du lait coupé d'eau de
Vichy. En même temps on lui conseille d'appliquer des cataplasmes de fécule de pomme de terre sur la tête de son enfant,
car le cuir chevelu présente un peu de séborrhée, et la peau commence à rougir par place au-dessous des squames séborrhéiques.

22 *juin*. — La séborrhée du cuir chevelu existe toujours,
mais la peau ne présente aucune trace d'inflammation. L'eczéma
de la face est stationnaire.

6 *juillet*. — Sous l'influence du régime alimentaire suivi par
la mère, l'eczéma de l'enfant va beaucoup mieux. La séborrhée
du cuir chevelu a complètement disparu ; l'eczéma de la face
s'est amélioré.

20 *juillet*. — L'enfant est complètement guéri. La mère continue son régime quelque temps encore.

Observation II

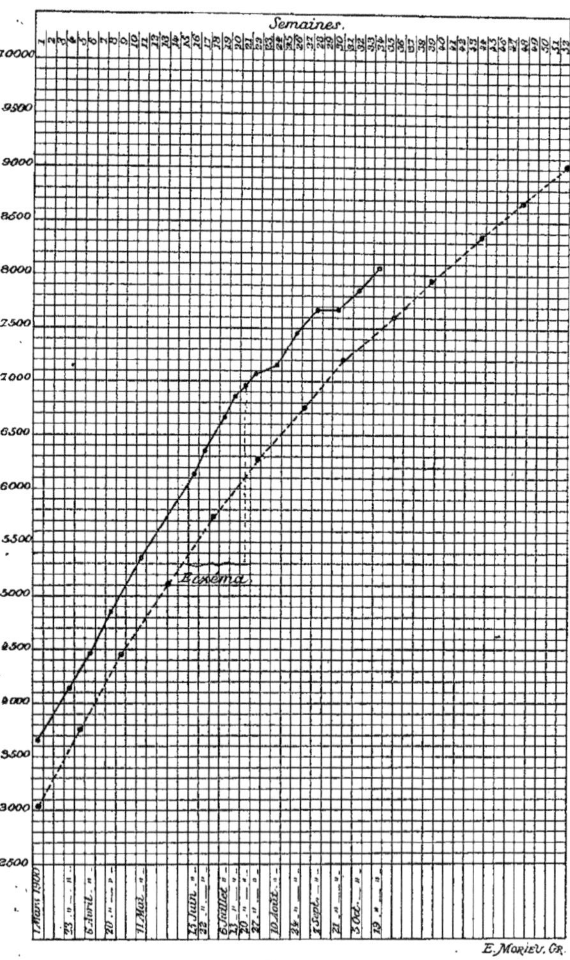

Fig. 2.

Observation III

(Consultation des nourrissons. Clinique Tarnier.
N° du registre 1585).
(Figure 3.)

Eczéma chez un enfant allaité au sein par sa mère. Modification du régime alimentaire de la mère. Guérison de l'enfant.

La nommée Ma..., accouche à la Clinique Tarnier le 7 décembre 1900 d'un enfant qui pèse $3^{kgr},650$. Elle quitte le service, son enfant pesant $3^{kgr},800$.

28 décembre. — Éruption eczémateuse sur le front, les oreilles, les joues ; placards d'eczéma séborrhéique dans la tête. On prescrit des cataplasmes d'amidon. L'enfant n'est point suralimenté.

11 janvier. — Eczéma stationnaire. L'on interroge la mère : elle a très bon appétit, mange beaucoup, et on la soupçonne fortement de boire plus qu'il ne convient. Aussi lui recommande-t-on de ne plus manger de viande, de supprimer le vin et de le remplacer par du lait coupé d'eau de Vichy.

Le 18. — L'eczéma a diminué ; la tête va mieux.

Le 25. — La mère a la grippe.

1ᵉʳ février. — Amélioration continue. L'eczéma séborrhéique du cuir chevelu est presque guéri ; les croûtes tombent.

22 février. — Les croûtes sont tout à fait tombées. Il ne reste plus maintenant que quelques placards sur la figure.

22 mars. — La guérison est complète.

La mère a suivi son régime alimentaire tant que l'eczéma a persisté.

L'eczéma n'a pas récidivé.

Observation III

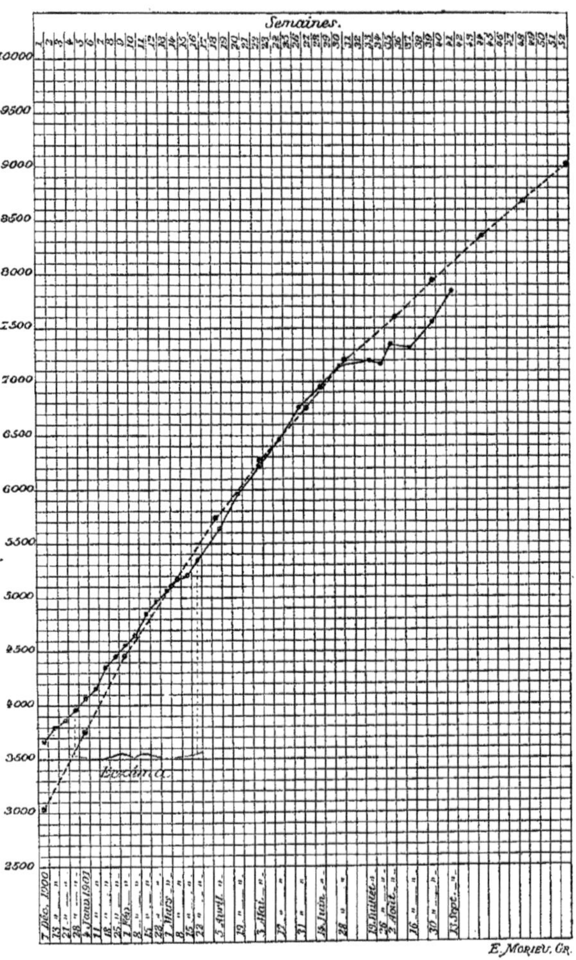

Fig. 3.

OBSERVATION IV

(Consultation des nourrissons. Clinique Tarnier.
N° du registre 1497.)

(Figure 4).

*Eczéma sec, squaméux de la face, chez un enfant allaité au
sein par sa mère. Modification du régime alimentaire de
la mère. Guérison de l'enfant*

La nommée Nied... accouche à la Clinique Tarnier le 16 août
1900 d'un enfant du poids de $2^{kgr},400$. Elle quitte le service le
26 août, son enfant pèse $2^{kgr},900$.

Antécédents héréditaires de l'enfant. — La mère est bien
portante. C'est une femme maigre ayant bon appétit, ne présentant aucune manifestation arthritique, sa grand'mère (maternelle)
était asthmatique, et sa mère a eu de l'eczéma.

Le père, bien portant, est sujet aux maux de tête.

25 janvier 1901. — Malgré une varicelle, survenue le 28 décembre, la courbe de poids de l'enfant est très régulière ; elle est
absolument en rapport constant avec la courbe normale.

Le *25 janvier* l'enfant présente un peu d'eczéma. Sur les
joues et sur le front il existe quelques petits placards d'eczéma
sec, non suintant ; ces placards sont recouverts de squames
très fines. Il n'y a pas de séborrhée du cuir chevelu.

L'interrogatoire nous apprend que la mère mange beaucoup
de viande, et qu'elle boit peu.

On lui conseille de supprimer la viande aux repas de midi,
de remplacer le vin par du lait dans lequel elle fera dissoudre un
peu de bicarbonate de soude, et de sortir tous les jours.

Sous l'influence de ce régime, qu'elle suit jusqu'au mois
d'août, l'eczéma de l'enfant diminue aussitôt.

22 mars. — L'eczéma a presque complètement disparu ; l'on
remarque sur les joues quelques petites croûtelles farineuses.
L'enfant se porte bien.

31 mai. — L'eczéma est complètement guéri depuis 8 jours ;
la peau a repris tout à fait son aspect habituel. La mère continue
toujours son régime.

Observation IV

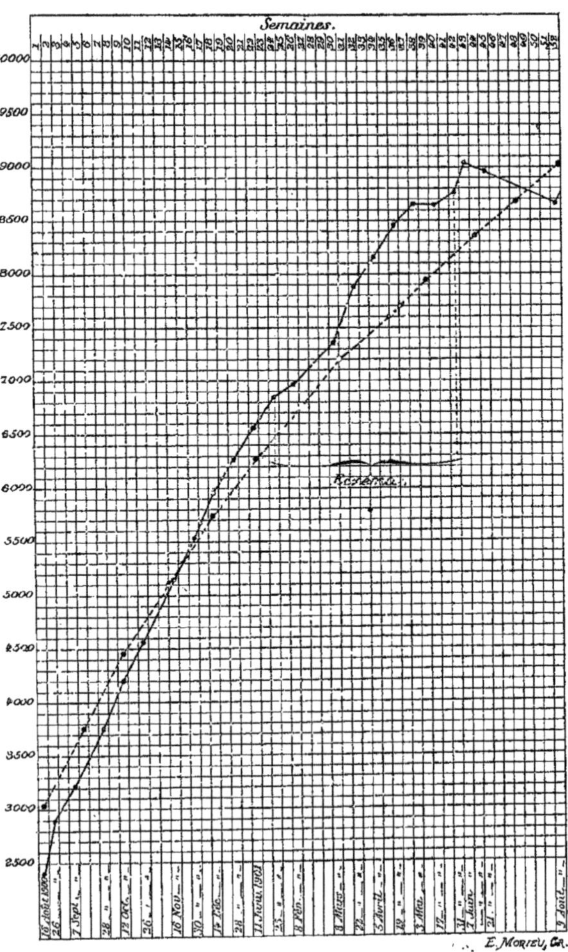

Fig. 4.

Observation V

(Consultation des nourrissons. Clinique Tarnier.
Nº du registre 1312).

(Figure 5.)

Eczéma chez un enfant nourri au sein par sa mère. Modification du régime alimentaire de la nourrice. Guérison de l'enfant.

La nommée Brou... accouche le 22 décembre 1899 d'un enfant qui pèse 3^{kgr},825. La mère quitte le service le 6 janvier 1900, son enfant pèse 3^{kgr},830.

9 *février*. — L'enfant pèse 4^{kgr},920 ; il a augmenté de 32 grammes par jour. Depuis quelques jours ses garde-robes sont mal digérées ; il a en outre quelques placards d'eczéma. On recommande à la mère de régler son enfant, de manger peu de viande, et de boire à ses repas du lait coupé d'eau de Vichy.

Le 16. — L'enfant dans sa semaine a augmenté de 24^{gr},2 par jour.

La mère a suivi nos recommandations ; l'eczéma de l'enfant a beaucoup diminué.

Le 23. — L'eczéma est stationnaire ; l'enfant a augmenté de 32^{gr},8 par jour.

9 *mars*. — Augmentation 9^{gr},2 par jour ; l'eczéma va mieux.

Le 26. — Augmentation 8^{gr},5 par jour.

Le 30. — Augmentation 16^{gr},4 par jour. L'eczéma est presque guéri.

20 *avril*. — Augmentation 14^{gr},7 par jour.

Le 27. — Augmentation 24^{gr},2 par jour. Eczéma guéri.

Pendant toute cette période la mère a suivi son régime alimentaire.

L'eczéma n'a jamais reparu.

Observation V

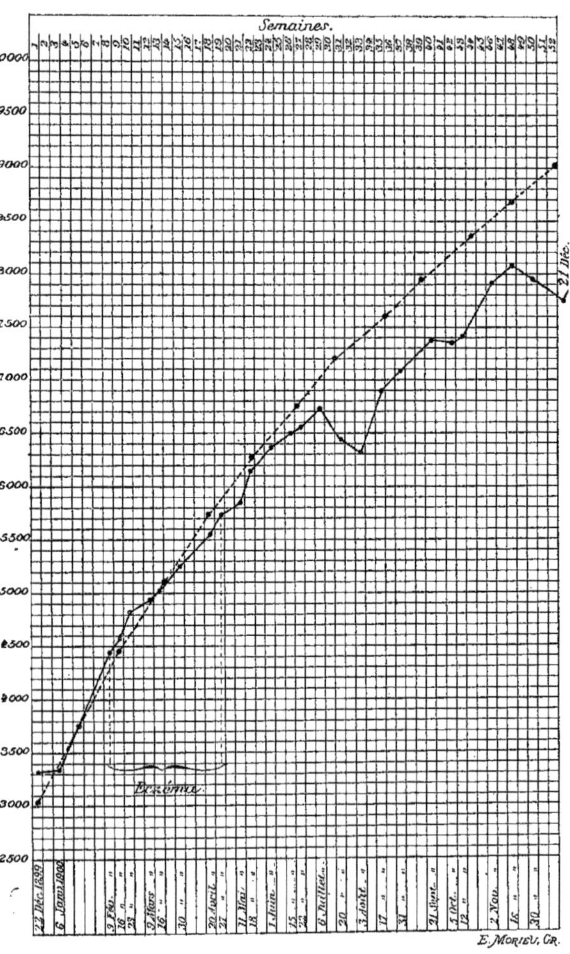

Fig. 5.

Observation VI (personnelle).

Eczéma séborrhéique du cuir chevelu et de la figure chez un enfant nourri au sein par sa mère. Régime trop azoté de la mère. Modification du régime alimentaire. Amélioration de l'enfant.

La nommée Ur... accouche le 19 mars 1901 à la Clinique Tarnier d'un enfant pesant 3^{kgr},050.

4 octobre 1901. — Nous voyons cet enfant pour la première fois, il pèse 5^{kgr},660. Depuis trois semaines, il présente des placards d'eczéma séborrhéique, prurigineux sur les deux joues et le front; quelques placards d'eczéma de même nature sur le cuir chevelu : la tête de l'enfant a toujours été très proprement tenue.

Sur les conseils de son mari, la mère mange habituellement beaucoup de viande, peu de légumes; elle boit en moyenne un demi-litre de vin par jour. Nous lui défendons la viande et lui conseillons de boire aux repas du lait coupé d'eau de Vichy.

11 octobre. — L'enfant pèse 5^{kgr},810, il a augmenté de 21 grammes par jour. Sous l'influence du régime alimentaire suivi par la mère, l'eczéma de l'enfant s'améliore immédiatement; il en est ainsi jusqu'au 10 octobre. Dans la nuit du 10 au 11 octobre, de nouveaux placards d'eczéma apparaissent sur les joues; l'enfant se gratte avec fureur, et la mère est obligée de lui attacher les mains.

18 octobre. — L'enfant pèse 5^{kgr},960, soit 150 grammes d'augmentation = 21^{gr},4 par jour.

La mère a continué son régime : cette semaine grande amélioration.

25 *octobre*. — Poids de l'enfant 6^{kgr},140; augmentation 180 grammes = 25^{gr},7 par jour.

Eczéma stationnaire.

OBSERVATION VII (personnelle).

Eczéma sec, squameux de la face chez un enfant nourri au sein par sa mère. Nourriture trop azotée de la mère. Modification du régime alimentaire. Guérison de l'enfant.

La nommée Man... accouche d'une fille le 30 juillet 1901. (Nous n'avons pu obtenir le poids de la naissance.) L'enfant est élevée au sein par sa mère.

Antécédents héréditaires de l'enfant. — La mère, âgée de 20 ans, a des maux d'estomac. A l'âge de 15 ans, attaque de rhumatisme articulaire aigu. Jamais d'eczéma.

Père, âgé de 27 ans, est bien portant; acnéique

Tout d'abord l'enfant s'élève difficilement et augmente peu; il est habituellement constipé et sa mère est obligée de lui donner de petits lavements.

30 *septembre*. — Nous voyons l'enfant pour la première fois; il pèse 3^{kgr},650. Depuis quelques jours, cet enfant présente sur les deux joues des placards d'eczéma sec, recouverts de fines squames, non prurigineux.

Cet enfant ne reste habituellement que 10 minutes au sein; mais il est mal réglé, la mère lui donnant le sein chaque fois qu'il crie. Une seule tetée la nuit.

La mère mange de la viande deux fois par jour, elle prend chaque matin un verre de café noir, et près d'un litre de vin par jour aux repas. Nous lui conseillons de ne mettre son enfant au sein que toutes les deux heures, et de lui donner tous les soirs un peu de magnésie pour combattre la constipation habituelle.

En outre, nous prescrivons à la mère de s'abstenir de viande, de manger beaucoup de légumes verts, de fruits cuits, et de prendre du lait coupé d'eau de Vichy aux repas à la place de vin.

7 octobre. — L'enfant pèse $3^{kgr},580$.

L'eczéma a un peu augmenté et la peau qui entoure les placards eczémateux est un peu plus rouge. La tête est sale, il y a de la séborrhée du cuir chevelu. Nous conseillons à la mère de continuer toujours le même régime, de laver avec soin la tête de son enfant, et nous lui défendons de mettre de la pommade sur les placards d'eczéma.

11 octobre. — L'enfant pèse $3^{kgr},630$; il a augmenté de 50 grammes en 4 jours.

L'eczéma va beaucoup mieux. Les squames ont presque complètement disparu; la peau seule reste un peu rouge.

Séborrhée du cuir chevelu stationnaire.

18 octobre. — L'enfant pèse $3^{kgr},770$, soit une augmentation de 140 grammes, 20 grammes par jour.

L'eczéma est presque complètement guéri.

Séborrhée du cuir chevelu persiste.

Observation VIII

Eczéma séborrhéique chez une enfant allaitée par une nourrice dont le régime est trop azoté (1). (In *Thèse,* BELLOT.)

Marie F..., âgée de 5 mois, est nourrie au sein par sa mère, qui a beaucoup de lait et qui suit un régime mauvais, ingérant du vin presque pur et se nourrissant de viandes rôties en grande quantité. Outre le lait très abondant et riche en principes azotés

______

(1) BELLOT. Étude clinique sur les dangers de la suralimentation chez les enfants. *Thèse de doctorat,* Paris, 1893.

que prend l'enfant, on donne encore à celle-ci du tapioca depuis huit jours. Actuellement l'enfant, très grosse, présente de l'eczéma aigu généralisé avec vésicules innombrables sur un fond rouge ; une éruption confluente envahit la face.

La modification du régime de la nourrice et la diminution progressive des tetées a suffi pour faire disparaître cet eczéma, qui a été traité localement par la vaseline boriquée et les bains de sublimé.

Observation IX

(Consultation des nourrissons. Clinique Tarnier.
N° du registre 1448.)

(Figure 6.)

Eczéma sec à placards disséminés de la face chez une enfant nourrie au sein par sa mère. Nourriture trop azotée de la mère. Abus de bière. Modification du régime alimentaire de la mère. Suppression de la bière et du vin. Guérison de l'enfant.

La nommée Da... accouche le 4 juillet 1900 d'une fille pesant $3^{kgr},750$. La mère quitte le service le 15 juillet; l'enfant pèse $3^{kgr},680$.

27 juillet. — Vient pour la première fois à la consultation. L'enfant se porte bien, il a augmenté de $35^{gr},5$ par jour. C'est un peu trop. On recommande à la mère de ne mettre son enfant au sein que toutes les deux heures, et de ne le laisser que 10 minutes.

3 août. — Eczéma sec de la face. L'interrogatoire de la mère apprend qu'elle boit par jour un litre de bière et un demi-litre de vin; en outre, elle mange de la viande 2 fois par jour. On lui conseille de modifier son régime alimentaire, de s'abstenir de viande, de vin et de bière et de ne prendre comme boisson que du lait coupé avec un peu d'eau de Vichy.

10 août. — L'eczéma a diminué et l'enfant n'a augmenté dans la semaine que de 21 grammes par jour.

24 août. — L'eczéma est guéri. L'enfant a cependant augmenté de 33 grammes par jour depuis le 10 août.

Depuis, l'eczéma n'est plus revenu. L'enfant a continué à bien se porter, et sa courbe s'élève au-dessus de la normale.

OBSERVATION IX

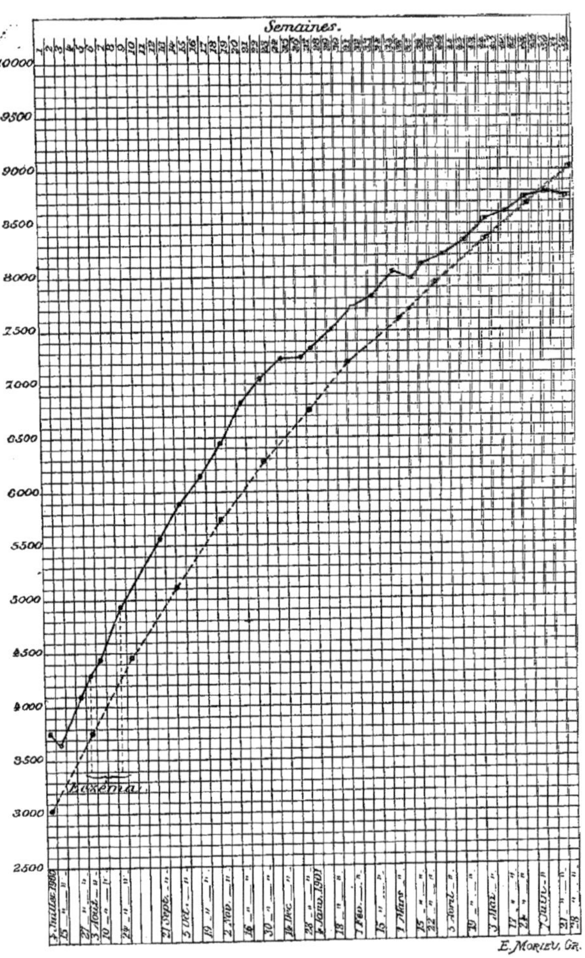

Fig. 6.

OBSERVATION X (1)

(Consultation des nourrissons. Clinique Tarnier.
N° du registre 1672).

(Figure 7.)

*Eczéma sec à placards disséminés de la joue gauche chez
un enfant nourri au sein par sa mère. Nourriture trop
azotée, abus de bière chez la mère. Modification du régime alimentaire. Guérison de l'enfant.*

La nommée Jail..., âgée de 23 ans, accouche à la Clinique Tarnier le 23 mars d'un enfant pesant 3 850 grammes. Le 31 mars elle
quitte l'hôpital ; son enfant pèse 4 000 grammes.

Antécédents héréditaires de l'enfant. — La mère âgée de
23 ans est habituellement bien portante. Elle a un peu engraissé
depuis qu'elle nourrit son enfant et pèse 145 livres. Nous ne
notons chez elle aucun antécédent arthritique personnel ou héréditaire.

Rien non plus du côté du père.

Rien du côté des grands parents.

12 *avril.* — L'enfant vient à la consultation pour la première
fois. Depuis qu'il nous a quittés, il a engraissé de 550 grammes,
ce qui fait 45^{gr},8 par jour. C'est beaucoup trop. Cependant il se
porte bien, il n'a pas de régurgitations et ses selles sont bien
digérées. On recommande à la mère de le laisser moins longtemps
au sein.

19 *avril.* — L'enfant a augmenté dans la semaine de 52 gram-

---

(1) Observation rapportée en partie dans la *Thèse* de PIERRA. La surcharge alimentaire cause d'intolérance gastro-intestinale chez le nourrisson.
Thèse, Paris, 1901. Complétée par l'auteur.

OBSERVATION X

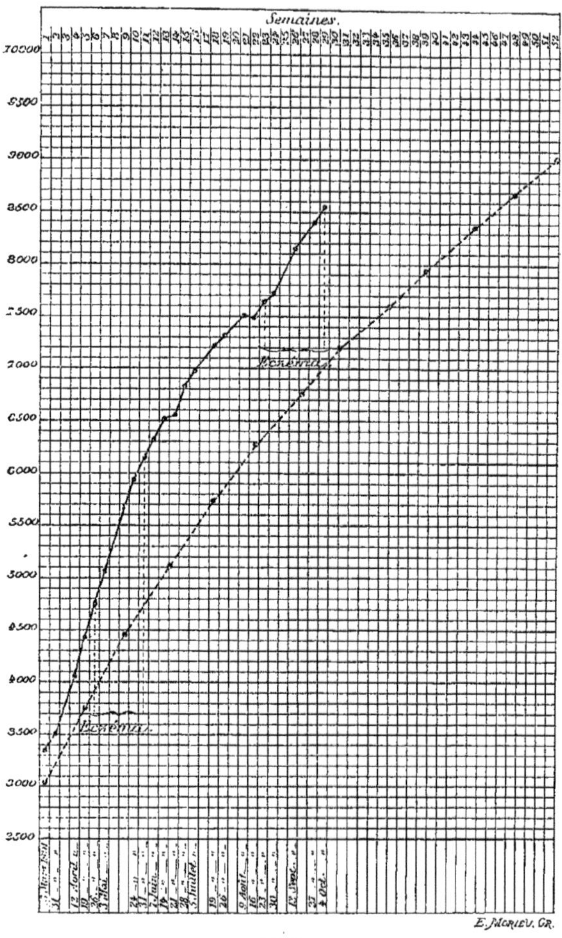

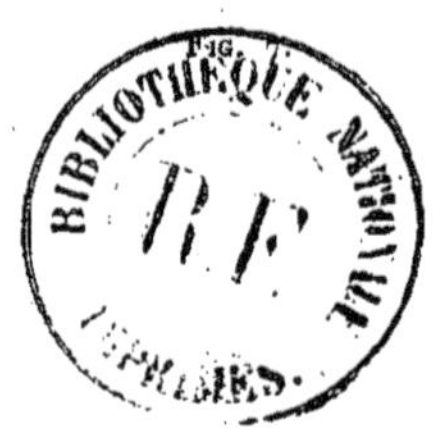

QUILLIER. 7.

mes par jour. Il présente de la diarrhée jaune. On recommande à la mère de régler très strictement les tétées.

26 *avril.* — La diarrhée a cessé ; l'enfant a encore augmenté de 48^{gr},5 par jour dans la semaine qui vient de s'écouler. L'enfant a de l'eczéma. On constate sur la joue gauche la présence de quelques placards disséminés, secs, recouverts de squames fines. Rien du côté du cuir chevelu. Le prurit est peu intense. De nouveau l'on règle les tétées. Mais pressée de questions, la mère avoue qu'elle mange beaucoup de viande et qu'elle boit deux litres de bière double par jour afin d'enrichir son lait. On prescrit 1 litre de lait par jour comme boisson aux repas, additionné d'un peu de bicarbonate de soude ; on supprime complètement la viande.

Aussitôt, sous l'influence de cette modification dans le régime de la nourrice, et bien que l'on n'ait ordonné aucune pommade pour l'enfant, l'eczéma diminue.

Lorsque la mère nous ramène son enfant le 24 mai, après un séjour à la campagne, l'eczéma va bien mieux et cependant l'enfant a engraissé de 40 grammes par jour.

Du 31 *mai* au 9 *août,* la courbe de l'enfant est très belle et se maintient bien au-dessus de la normale. L'eczéma est tout à fait guéri.

16 *août.* — Du 9 au 16 août, l'enfant a diminué de 10 grammes dans la semaine. La mère, croyant que son lait s'appauvrit, reprend 1 litre de bière double pendant la semaine qui s'étend du 16 au 23.

23 *août.* — L'enfant a bien augmenté de 21^{gr},4 par jour, seulement de nouveau il a de l'eczéma. Cet eczéma siège comme précédemment sur la joue gauche, où il forme de petits placards disséminés, rougeâtres, secs, recouverts de quelques fines croûtelles. Spontanément la mère nous avoue qu'elle a pris de la bière. On la met au lait, au bicarbonate de soude, on lui défend de manger de la viande et on lui recommande de sortir tous les jours.

Aucun traitement pour l'enfant.

30 *août.* — L'eczéma va beaucoup mieux.

13 *septembre*. — L'eczéma est stationnaire.

27 *septembre*. — L'eczéma est presque complètement disparu. La mère continue à suivre son traitement.

Nous avons revu cet enfant le 4 octobre; son eczéma est tout à fait guéri.

La suralimentation continue.

Observation XI

(Figure 8.)

Eczéma chez un enfant allaité au sein par sa mère. Abus de vin, bière, café, absinthe. Modification du régime alimentaire de la mère. Guérison de l'enfant.

La nommée No... accouche à la Clinique Tarnier le 3 novembre 1900 d'une fille pesant 4050 grammes.

L'enfant s'élève facilement, sa courbe de poids suit une marche ascendante très régulière. L'enfant n'est point suralimenté.

21 mars. — Éruption eczémateuse sur les joues, le front, la tête et les paupières de l'enfant. L'enquête faite avec soin établit que la mère boit en moyenne deux cannettes de bière par jour, plus du vin blanc, et de l'absinthe de temps à autre. On surveille l'alimentation de la mère et on lui donne du lait coupé d'eau de Vichy en remplacement de vin. On prescrit pour l'enfant des cataplasmes d'amidon.

19 avril. — La mère a suivi son régime ; l'enfant est guéri. L'eczéma n'est jamais revenu.

Observation XI

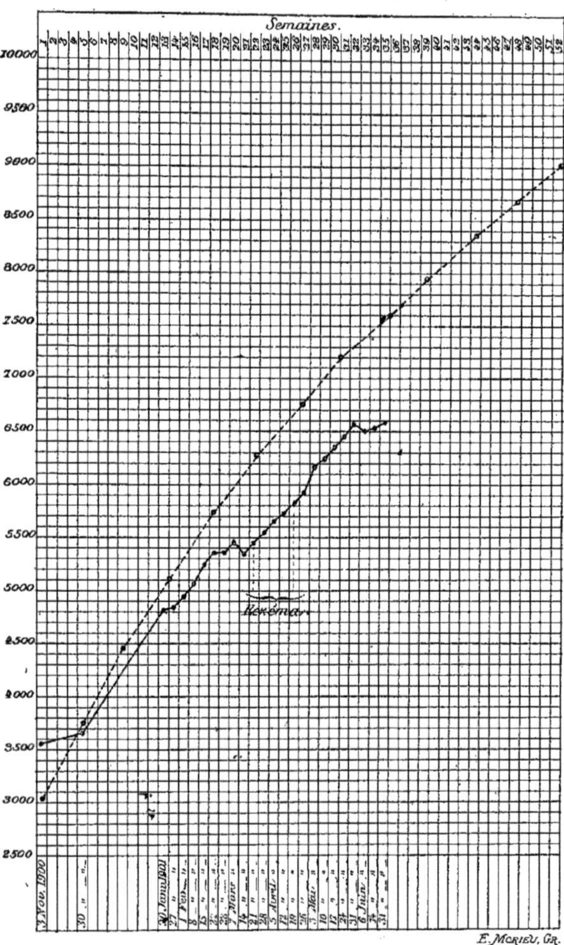

Fig. 8.

Observation XII
(Consultation des nourrissons. Clinique Tarnier,
n° du registre 1240).

(Figure 9.)

*Eczéma séborrhéique chez un enfant allaité au sein par sa
mère. Abus de vin et de bière. Modification du régime
alimentaire de la mère, amélioration. Nouvelle poussée
d'eczéma chez l'enfant après infraction au régime alimentaire de la mère.*

La nommée Les... accouche le 24 octobre 1899 d'un enfant
pesant 3 725 grammes. La mère quitte la Clinique le 4 novembre,
l'enfant pèse alors 3 800 grammes.

L'enfant est allaité au sein par sa mère.

Nous n'avons pu obtenir de renseignements sur les antécédents
héréditaires de l'enfant.

La courbe de l'enfant monte tout d'abord régulièrement, jusqu'au 10 novembre.

17 *novembre*. — L'enfant a beaucoup trop augmenté dans la
semaine, $45^{gr},7$ par jour ; du reste il a eu quelques coliques. On
ordonne à la mère de régler son enfant.

22 *décembre*. — La courbe est très belle, mais l'enfant augmente un peu trop. Séborrhée du cuir chevelu : la tête est sale.

5 *janvier*. — L'enfant a de l'eczéma. Croûtes séborrhéiques
sur la tête et au niveau des joues. La mère, pressée de questions,
avoue qu'elle boit pas mal de vin et un litre et demi de bière par
jour. On lui conseille de remplacer le vin par du lait pris comme
boisson aux repas et on lui défend la bière.

19 *janvier*. — L'enfant a eu quelques troubles digestifs, des
garde-robes un peu vertes. Il a augmenté de $31^{gr},4$ par jour
depuis le 5 janvier. L'eczéma est stationnaire. On règle les tetées,
5 minutes au sein seulement.

OBSERVATION XII

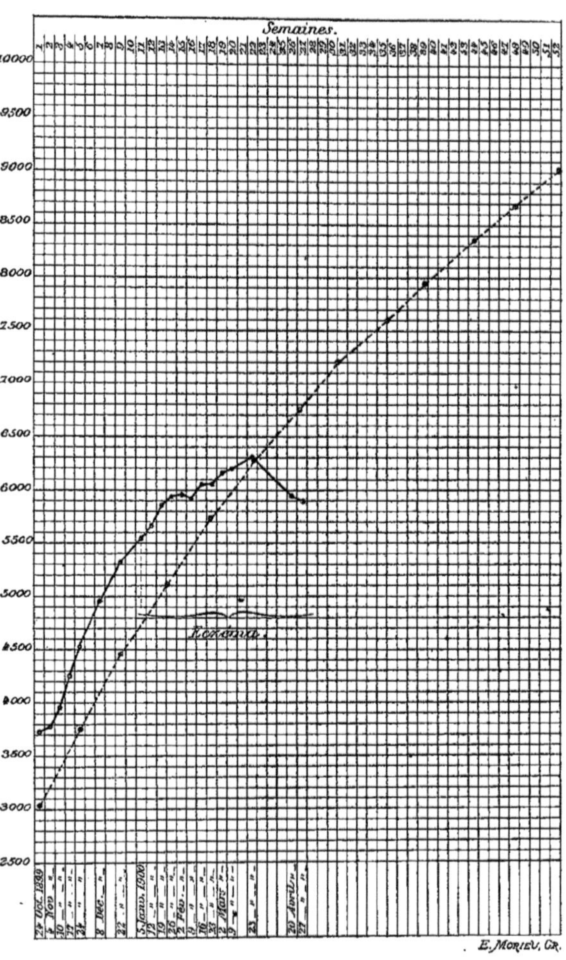

Fig. 9.

26 *janvier*. — Le dimanche 21, la mère a été dîner en famille et au lieu de prendre du lait comme boisson, ainsi qu'elle le fait depuis le 5 janvier, elle a bu du vin ; le lendemain même son enfant a eu une nouvelle poussée d'eczéma.

23 *février*. — Jusqu'au 23 février, l'eczéma est stationnaire.

9 *mars*. — L'eczéma n'a aucune tendance à la guérison, on prescrit de mettre à l'enfant un bonnet en caoutchouc.

23 *mars*. — L'eczéma semblait s'améliorer ; mais de nouveau la mère a été dîner dans sa famille, elle a pris de la bière au lieu de lait et son enfant fait une nouvelle poussée.

10 *avril*. — L'eczéma est toujours stationnaire. La mère ne veut pas obéir et ne fait pas ce qu'on lui dit.

On donne 2 bouteilles de 75 grammes de lait stérilisé.

26 *avril*. — L'enfant ne veut pas de lait de vache.

Depuis cette date l'enfant n'est plus revenu à la consultation. Le 27 avril son eczéma n'était pas guéri.

Observation XIII

(Consultation des nourrissons. Clinique Tarnier.

Nº du registre 1818.)

Eczéma séborrhéique du cuir chevelu et de la figure chez un enfant nourri au sein par sa mère. La mère prend deux litres de bière par jour. Suppression de la bière. Modification du régime alimentaire.

La nommée Rou... accouche le 11 juillet 1901 à la Clinique Tarnier d'un enfant du poids de 4 000 grammes. Elle quitte le service le 20 juillet ; l'enfant pèse 3^{kgr},850.

16 *août.* — L'enfant pèse actuellement 4^{kgr},710. Depuis sa sortie de la Clinique il a augmenté de 860 grammes, soit 31^{gr},8 par jour.

Le 30. — Poids de l'enfant 5^{kgr},130. Augmentation 420 grammes = 30 grammes par jour.

6 *septembre.* — Poids de l'enfant 5^{kgr},420. Augmentation 290 grammes = 20 grammes par jour.

Menaces d'eczéma sur la figure. L'on interroge la mère, et l'on apprend qu'elle boit tous les jours entre les repas 2 litres de bière, sans compter le vin qu'elle boit en mangeant. On lui supprime la bière, le vin, le café, on lui défend de manger de la viande, et on lui prescrit de boire en mangeant du lait coupé d'eau de Vichy. En outre, on lui recommande de ne laisser son enfant que 5 minutes au sein.

Le 21. — L'enfant n'a augmenté que de 270 grammes, soit de 19^{gr},2 par jour.

Eczéma stationnaire ; quelques placards sur le cuir chevelu.

11 *octobre.* — Augmentation 7^{gr},1 par jour.

Légère amélioration.

Le 25. — Augmentation 21^{gr},4 par jour.

L'eczéma est stationnaire.

Observation XIV

(due à l'obligeance de M. le Dr Perret,
chef de clinique obstétricale).

*Eczéma chez un enfant nourri au sein par une nourrice
mercenaire. La nourrice a peu de lait. On lui fait suivre
un « régime fortifiant ». Modification du régime alimentaire de la nourrice. Guérison de l'enfant.*

Enfant né le 7 juillet 1898. A la naissance cet enfant pèse
3^{kgr},420. Il est élevé au sein par une nourrice. Pendant les premiers mois l'enfant augmente bien ; il pèse 6^{kgr},360 à 4 mois.

On change la nourrice. Celle qui la remplace a peu de lait,
aussi lui donne-t-on *une nourriture fortifiante,* consistant en
viandes rôties, en bons vins..., etc. Peu de temps après ce régime
fortifiant suivi par la nourrice, l'enfant présente de l'eczéma
limité à la face. L'on fait venir un médecin, lequel conseille de
mettre un peu de poudre d'amidon sur les placards d'eczéma : ce
traitement ne donne aucun succès.

M. le Dr Perret voit l'enfant le 18 décembre ; il n'hésite pas
à mettre en cause l'alimentation de la nourrice ; il supprime la
viande, le vin, etc.

Huit jours après l'enfant va beaucoup mieux, et 3 semaines
après la modification du régime alimentaire suivi par la nourrice,
l'enfant est tout à fait guéri.

Observation XV

(due à l'obligeance de M. le Dr Perret,

chef de clinique obstétricale).

Eczéma chez un enfant nourri au sein tout d'abord par sa mère, puis par une nourrice mercenaire. Abus de bière, vins, café, alcool par la nourrice. Suppression de la bière, etc. Guérison de l'enfant.

Il s'agit d'un enfant né le 13 mars 1897 et pesant $2^{kgr},250$. Il est nourri au sein par sa mère.

Cet enfant augmente d'une façon régulière, et le 8 avril il pèse $2^{kgr},600$. Six mois après sa naissance il pèse $5^{kgr},980$. A partir de ce moment la mère est atteinte de fièvre typhoïde, et ne peut nourrir elle-même son enfant ; celui-ci est allaité par une nourrice. Pendant 15 jours, l'enfant semble ne pas se ressentir de ce changement ; il augmente même de 345 grammes, soit 23 grammes par jour. Mais quelques jours après il est pris de diarrhée, et, en même temps, apparaît un eczéma sur toute la figure et le cuir chevelu. En 12 jours l'enfant diminue de 500 grammes ; l'état général est mauvais. L'on fait une enquête minutieuse et l'on apprend que la nourrice boit chaque jour 2 litres de bière, du vin pur aux repas et un verre de cognac dans son café. En outre elle a très bon appétit, mange beaucoup et ne prend aucun exercice. On surveille attentivement la nourrice, on lui supprime la bière, le vin, l'alcool et le café ; on restreint son alimentation et tous les jours on la fait sortir. Cinq semaines après l'enfant est tout à fait guéri.

OBSERVATION XVI

Eczéma et convulsions chez un nouveau-né provenant d'alcoolisme et produits par le régime de la nourrice (1).

Une femme est accouchée, il y a quelques mois, pour la deuxième fois, d'un gros et bel enfant.

Pendant les trois premières semaines, cet enfant allait très bien, et la nourrice que j'avais placée moi-même près de cet enfant semblait être une excellente nourrice, quand la mère me dit un jour qu'elle était très étonnée de voir son enfant, chaque fois qu'il avait teté, être agité, énervé ; au lieu de s'endormir, comme faisait son premier enfant après avoir teté, il criait, s'agitait, devenait rouge, en un mot il n'avait pas du tout l'aspect habituel des enfants qui ont leur suffisance de lait. J'examinai la nourrice. Je n'avais rien à noter, elle avait beaucoup de lait ; ce lait était très abondant, très riche en globules.

J'engageai à patientier Au bout de quelques jours, l'enfant avait alors cinq semaines, il fut pris d'une *éruption très abondante de gourme* sur la figure, le cou et une partie du tronc ; la peau devint rouge, les garde-robes devinrent de plus en plus difficiles, et enfin, à cette agitation persistante après l'allaitement succède une fois une véritable crise convulsive dont je fus témoin, sans pouvoir, d'après les phénomènes présentés par l'enfant, attribuer son état à aucune des causes habituelles des convulsions infantiles.

Je questionnai alors les parents et tout le monde autour de moi ; les domestiques finirent par m'avouer que, l'enfant étant très gros et très vigoureux et tetant beaucoup, la nourrice, dont le lait avait déjà 9 mois, buvait par jour, dans le but de le renouveler, comme elle me l'a avoué, 4 bouteilles de vin qu'elle supportait assez bien pour ne pas avoir soulevé les soupçons de sa

---

(1) CHARPENTIER. *Bulletin de la Société protectrice de l'enfance.* 1873, p. 201.

maîtresse. Je pensais de suite à une intoxication alcoolique de l'enfant et je fis attentivement surveiller la nourrice, qui fut mise au régime suivant : une demi-bouteille de vin par jour, 1 litre ou 2 d'eau d'orge, une nourriture rafraîchissante.

En quelques jours, le bébé reprit complètement la santé : il n'y eut plus d'agitation, plus de convulsions. En huit jours, *la gourme disparut complètement* et la nourrice attentivement surveillée a continué à donner le sein à l'enfant sans nouveaux accidents. Celui-ci, qui a aujourd'hui 3 mois, n'a plus eu aucun phénomène morbide depuis que le vin a été en grande partie supprimé dans l'alimentation de la nourrice. Celle-ci, du reste, continue à avoir beaucoup de lait.

Observation XVII

(Consultation des nourrissons. Clinique Tarnier.
N° du registre 1566).

(Figure 10.)

*Eczéma séborrhéique du cuir chevelu, eczéma sec, squameux,
généralisé sur tout le reste du corps, chez un enfant
nourri tout d'abord au sein par sa mère, puis à l'allaitement mixte, puis à l'allaitement artificiel. Émotions
morales chez la mère. Chagrins domestiques. L'eczéma
disparaît dès que l'enfant est élevé à l'allaitement artificiel.*

La nommée Gir... accouche à la Charité le 21 novembre 1900
d'une fille pesant 3^kgr,470. Elle quitte l'hôpital le 1er décembre,
l'enfant pèse 3^kgr,400.

Antécédents héréditaires de l'enfant. — La mère est âgée de
26 ans. Elle est bien portante habituellement. Quelques maux
d'estomac.

Le père a 28 ans, il est bien portant. Pas d'antécédents arthritiques.

L'enfant est d'abord nourri au sein par sa mère.

7 décembre 1900. — Huit jours auparavant l'enfant a eu du
muguet, mais à la date du 7 ce muguet a disparu.

La mère nous raconte qu'elle a des discussions perpétuelles
avec son mari, qui sont pour elle l'occasion de violentes émotions. L'enfant a peu augmenté, 90 grammes en une semaine,
soit 12^gr,8 par jour.

Le 14. — Érythème intense, s'étendant des pieds jusqu'au
milieu du tronc; rien à la tête ni à la face. Les garde-robes sont
normales. L'enfant a augmenté dans sa semaine de 190 grammes,
soit 27 grammes par jour. Il n'y a donc pas de suralimentation.

Le 21. — Au niveau des jambes, des cuisses, de la région
thoracique, apparition de placards d'eczéma sec, non suintant. A

Observation XVII

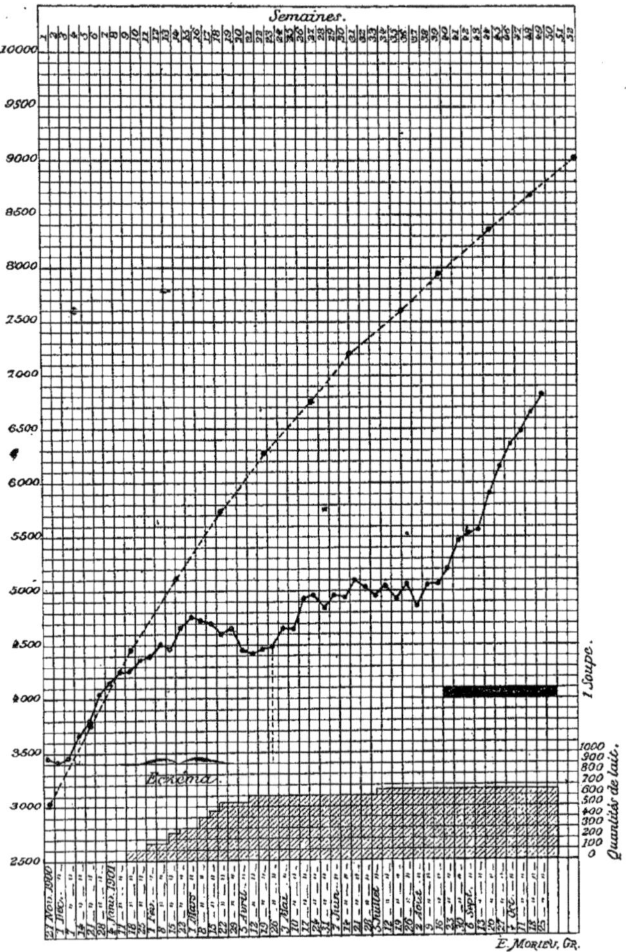

Fig. 10.

la face existent quelques placards disséminés au niveau des joues, du front et derrière les oreilles. Rien au cuir chevelu.

Le 28. — Eczéma stationnaire. L'enfant a augmenté dans sa semaine de 220 grammes, soit 31^{gr},4 par jour. On ordonne à la mère de ne laisser l'enfant que 5 minutes au sein ; on espère ainsi que l'eczéma va diminuer.

4 janvier 1901. — La mère a suivi nos conseils. L'enfant n'a augmenté dans sa semaine que de 90 grammes, soit 12^{gr},8 par jour. Cependant l'eczéma ne va pas mieux. L'enfant se gratte beaucoup, crie et dort mal.

Le 11. — État stationnaire. L'enfant augmente peu ; sa courbe de poids tombe au-dessous de la normale. L'enfant n'est pas constipé, il ne va pas non plus en diarrhée, il n'a pas de vomissements et cependant l'eczéma ne diminue pas, il s'étend au contraire sur le ventre et dans le dos où il forme de grands placards secs, recouverts de squames fines.

Le 14. — On fait l'analyse du lait de la mère. Il ne renferme que 29 grammes de beurre. Du reste la qualité et la quantité de son lait diminuent, car elle a des querelles journalières avec son mari ; elle se fait suivant son expression « du mauvais sang », et son lait est en train de « tourner au vinaigre ». On se décide alors à donner à l'enfant 2 bouteilles de 50 grammes de lait stérilisé.

Le 25. — Eczéma stationnaire. L'enfant a augmenté de 18 grammes par jour dans la semaine. A ce moment la tête de l'enfant est sale, il existe quelques croûtes de lait.

15 *février*. — L'enfant a peu augmenté. Son eczéma est stationnaire. On augmente la quantité de lait stérilisé : 5 × 50 grammes. L'enfant prend toujours le sein de sa mère en plus de son lait stérilisé.

L'enfant augmente alors de 24 grammes par jour, puis de 14 grammes par jour dans les deux semaines qui suivent.

8 *mars*. — Eczéma intense, généralisé.

La tête est entièrement prise. Les croûtes de lait sont tombées, laissant au-dessous d'elles une surface rouge, enflammée. Les joues présentent des placards d'eczéma sec, squameux, non suintant. La poitrine, le dos, le ventre, les cuisses, les jambes présentent aussi de nombreux placards d'eczéma sec. On augmente la quantité de lait stérilisé (8×50 grammes) car la mère n'a presque plus de lait ; du reste, à ce moment les discussions conjugales sont de plus en plus fréquentes. L'état général de l'enfant est mauvais ; il y a des selles diarrhéiques, il dort mal, est agité. La mère nous apprend que l'enfant se met à crier aussitôt qu'il a pris le sein. Au contraire, il reste tranquille lorsqu'il prend son lait stérilisé.

Le 15. — L'enfant a diminué de 20 grammes dans sa semaine. On donne 9 bouteilles de 50 grammes.

12 *avril.* — Pendant toute cette période l'enfant a diminué de poids, et sa courbe s'éloigne de plus en plus de la normale. L'on a augmenté encore la quantité de lait stérilisé et l'on a donné 550 grammes de lait stérilisé par jour.

Mais le 12 avril on ordonne à la mère de ne plus donner le sein à son enfant ; en conséquence on donne à l'enfant 600 grammes de lait stérilisé.

Du jour où la mère ne donne plus le sein l'eczéma de l'enfant diminue et·finit même par disparaître complètement à la fin du mois d'avril.

Aussitôt l'enfant s'est mis à augmenter, et actuellement il est en bonne santé. Son eczéma n'a pas reparu.

(L'eczéma de l'enfant a été traité localement par quelques bains d'amidon, et par l'application de poudre de sous-nitrate de bismuth).

BIBLIOGRAPHIE

1843.   1. Jadelot. — Eczéma de la face; quelques mots sur la fréquence de cette affection chez l'enfant. *Gaz. des hôp.* Paris, 1843, 2ᵉ s., V, 513-515.

1846.   2. Trousseau. — Ueber die Grindausschlage der Kinder und über die Anwendung Blasenpflaster, Purganzen und sogennanten Blutreinigungsmittel dagegen. *Arch. f. Syph. u. Hautkr.* Berlin, 1846, I, 182-190.

1850.   3. Cazenave. — De la valeur des maladies de la peau dans l'allaitement. *Annales des maladies de la peau, etc.* Paris, 1850, III, 29.

1856.   4. Behrem (F.-G.). — Ueber die Anwendung der Leberthranseife gegen die chronischen Ekzem der Kinder. Sur l'emploi de l'huile de foie de morue contre l'eczéma chronique des enfants. *J. f. Kinderkr.,* Erlang, 1856, XXVII, 323-333.

   5. Lederer (L.). — Das Eczema faciei im Kindesalter. *J. f. Kinderkr.,* Erlang, 1856, XXVI, 207-221.

   6. Wilson (E.). — On eczema infantile. *Assoc. M. J* Lond., 1856, 760, 781.

1858.   7. Schuller. — Therapeutische Bemerkingen ueber der Ekzem bei Kindern. *Jahrb. f. Kinderh.* Wien., 1858-59, II, 123-125.

1864.   8. Henach. — Eczema Capitis, etc. *Berl. Klin. Wchnschr.,* 1864, I, 45.

9. Wertheimer (A.). — Ueber das Ekzem in Säuglingsal-
ter. *J. f. Kinderkr*. Erlang, 1864, XLII, 305-318.

1866. 10. Prado. — Hygiene de la madre y del nino; principales enfermedades modo de prevenirlas o curarlas.
Gac. med. Lima, 1866-67, XI, 146, 165, 177.

1869. 11. Wilson (E.). — Natural history of ekzema, Ekzema
infantile. *J. Cutan. M.* Lond., 1869-70, III, 396-
406.

1872. 12. Tait (L.). — Note on the cure of inveterate Eczema
in children by vaccination. *Brit. M. J.* Londres,
1872, I, 92.

1873. 13. Charpentier. — Eczéma et convulsions chez un nouveau-né provenant d'alcoolisme et produits par le
régime de la nourrice. *Bull. de la Soc. protectrice
de l'Enfance*, 1873, 201.

1874. 14. Macdonald (K. N.). — Case of extensive chronic
Eczema of the face and extremities, of seven
years'standing, in a child, and complicated with
spasmodic asthma, cured by pitch, soft, soap,
zinc, and the iodide of potassium. *Edimb. M. J.*,
1874, XIX, 798-802.

15. Stephenson (W.). — On the eczematous eruptions,
and eczematous asthma of childhood. *Obst. J. Gr.
Brit*. Lond., 1874-1875, II, 279-285.

1875. 16. Caspari. — Zur Behandlung des Ekzems bei Kindern. *Deutsche Klinik*. Berlin, 1875, XXVII, 29.

17. Lederer (L.). — Das Eczema faciei et capillitii im
Säunglingsalter. *Allg. Wien. med. Ztg.*, 1875,
XX, 220-227.

18. Taylor (R.-W.). — On the etiology of infantile Eczema.
Am. Pract. Louisville, 1875, XI, 321-339.

1876. 19. Löwenstamm. — Zum Eczema der Kinder. *Med. Chir.
Centralbl*. Wien, 1876, XI, 592.

1877. 20. Archambault. — Alimentation des nouveau-nés, allaitement mixte; accidents de la dentition. *Journal*

de médecine et de chirurgie pratiques, à l'usage des médecins praticiens, t. XLVIII, 3e série, 1877, art. 10 407, 22-26.

21. Lepage (G.). — Du traitement de l'eczéma impétigineux chez les enfants par la toile imperméable et de son innocuité. Paris, 1877.

1878. 22. Hardaway (W.-A.). — Is the local treatment of eczema in children advisable ? *Tr. M. Ass. Missouri.* Saint-Louis, 1878, XVII, 109-112.

1879. 23. Arnheim (F.). — Ueber den Hämoglobingehalt des Blutes in einigen, vorgusweise acuten exanthematischen Krankheiten der Kinder. *Jahrb. f. Kinderh.* Leipzig, 1879, n. F. XIII, 293-304.

24. Edmonds (W.-A.). — Infantile Eczema. *Homœop. J. Obst.,* n° 7, 1879-80, 326-332.

1880. 25. Blanchet. — Eczéma compliqué de crises de dyspnée chez un enfant. *Médecine.* Paris, 1880, VI, n° 23.

26. Bulkley (L.-D.). — On the management of infantile eczema. *Tr. M. Soc. New-York.* Syracuse, 1880, XXIV, 257-73 ; *Practitioner.* Lond., 1880, XXIV, 270, 282.

27. Dyer (J.-O.). — Eczema in childhood. *Med. Herald.* Louisville, 1880-81, 212-214.

28. Lereboullet. — Eczéma et vaccine. *Soc. méd. des hôp.,* séance du 24 avril 1880.

29. Padieu. — Vaccination d'un enfant atteint d'eczéma de la face et du cuir chevelu. Éruption confluente de vaccine sur les parties qui sont le siège de l'eczéma ; communication de la vaccine à la mère et à la bonne de l'enfant. *Gazette des hôpitaux,* 4 mai 1880, n° 52, 412.

1881. 30. Morison (J.-R.). — Albuminaria in a very young child. (associated with eczema). *Brit. M. J.* Lond., 1881, II, 777.

1882. 31. Guéniot. — Gourme et vaccine ; relation d'un cas de pullulation vaccinale chez un enfant atteint d'eczéma généralisé. *Bull. Acad. de méd.* Paris, 1882, 2ᵉ s., XI, 584-597.

32. ROLAND. — Des complications lymphatiques dans les affections eczémateuses. *Thèse,* Paris, 1882.

1883. 33. BOHN. — Zur actiologie des Eczems im frühen Kindesalter. *Jahrb. f. Kinderh.* Leipzig, 1883, n. s., XX, 45-52; *Wien. med.* Bl., 1883, VI, 1146; *Arch. di pathol. inf.* Napoli, 1883, I, 159-167.

34. DILORENZO (G.). — L'acido picrico dell' eczema impetiginoso dei bambini. *Arch. di pathol. inf.* Napoli, 1883, I, 106-108.

35. DULLES (C.-W.). — Note on a case of eczema of the face in an infant. *Med. News.* Phila., 1883, XLIII, 124.

36. MASINI (G.). — Contributo alla cura con l'acido picrico dell' eczema impetiginoso dei bambini. *Imparziale.* Firenze, 1883, XXIII, 463-465.

37. WHITE (J.-C.). — Some of the causes of infantile eczema, and the importance of mechanical restraint in its treatment. Extr. *Rec. Bost. Soc M. Imfrove* (1880-82), 1883, VIII, p. ccxvii, ccx, xiv.

1884. 38. DESCROIZILLES. — Les gourmes infantiles; leur séméiologie; leur traitement par les tissus imperméables. *Semaine médicale.* Paris, 1884, 2ᵉ s., IV, 493-495.

39. UNNA (P.-G.). — Das Ekzem im Kindersalter. *Deutsche. med. Ztg.* Berl., 1884, V, 467, 481, 493, 505, 517.

1885. 40. BYFORD (H.-T.). — Observations on the cause and treatment of infantile eczema and allied eruptions. *J. Am. M. Ass.* Chicago, 1885, V, 317.

41. CICERA (J.). — De l'eczema en las ninos de pecho desde los puntos de vista etiologica y terapeutico. *Gaz. med. catal.* Barcelone, 1885, VIII, 257-289-326.

1886. 42. STOCQUART. — Du traitement de l'eczéma et de l'im-

petigo infantiles par l'usage interne de la chryso-
rabine. *Journal de méd. chir. et pharmacol.* Brux.,
1886, LXXXIII, 471-74; *Monatsch. f. prakt. Dermat.* Hamb. 1886, V, 1-4.

1887. 43. Bœck (C.). — Notits om Behandlingen of Eczema
infantum. *Tidisk. f. prakt. Med.* Kristiania, 1887
273-280.

44. Bulkley (L.-D.). — Infant feeding, especially with
reference to subjects with infantile eczema. Alimentation de l'enfant considérée spécialement dans
ses rapports avec l'eczéma de l'enfant. *J. Am. Ass.*
Chicago, 1887, IX, 483-486.

45. Hays (F.-W.). — Eczema; its causes in infancy. *In-
diana M. J.* Indianap., 1887-87, VI, 239-42.

46. Ricketts (B.-M.). — The management of eczema infantile. *Cincin. Lancet Clin.*, 1887, n. s., XIX,
1125-128.

47. Shoemaker (J.-V.). — The cause and treatment of infantile eczema. *J. Am. M. Assoc.* Chicago, 1887,
IX, 739-741.

48. Welch (G.-T.). — Eczema rubrum of infancy. *Med.
Rec.* N.-Y., 1887, XXXI, 708.

1889. 49. Budin (P.). — Leçons de clinique obstétricale. Paris,
1889.

50. Gaucher (E.). — Pathogénie et métastases de l'eczéma
particulièrement chez les enfants. *Congrès internat.
de dermatol. et de syphil.*, C. R., 1889. Paris,
1890, 538-544.

51. Hutchinson (J.). — On incured infantile eczema and
its occasional persistence through life; remarks on
the relation of such cares to Hebra's prurigo. *Arch.
Surg.* Lond., 1889-90, I, 365-367.

52. Saalfeld (E.). — Ueber die Therapie des Eczems bei
Kindern. *Arch. f. Kinderh.* Stuttg., 1889-90, XI,
117-124.

53. Schiff (E.). — Zur Pathologie und therapie des Ek zems im Kindesalter. *Wien. med. Wchnschr.*, 1889, XXXIX, 425, 469, 509, 548.

1890. 54. Auvard. Le nouveau-né. Physiologie, hygiène, allaitement ; maladies les plus fréquentes et leur traitement. Paris, O. Doin, 1890.

55. Schiff (E.). — Zur pathologie und therapie des Ekzems im Kindesalter. *Beitr. z. Kinderh. a. d. i. off. Kinderkr.* Inst. in Wien, 1890. 72-85.

1891. 56. Baumel. — L'eczéma impétigineux de la face et du cuir chevelu chez l'enfant considéré comme un accident de la dentition. *Revue mensuelle des maladies de l'enfance.* Paris, septembre 1891.

57. Hernandez Briz (B.). — Tratamiento del eczema infantil. *Revue clin. de l'hosp.* Madrid, 1891, 433-438.

58. Ohrnann-Dumesnil (A.-H.). — Infantile eczema. *Internat. Clin.* Phila, 1891, I, 306-315.

59. Toulouse. — Convulsions infantiles par l'alcoolisme de la nourrice. *Gazette des hôp.*, 25 août 1891, n° 98, 914.

1892. 60. Elliot (G.-T.). — Reflex eczema in babies and young children. *Internat. M. Mag.* Phila, 1892, I, 942-948.

61. Gautier (A.). — Influences modificatrices du lait. in Cours de chimie, t. III. *Chimie biologique*, 1872, 718-721.

62. Ricketts (B.-M.). — Eczéma infantile. *J. Am. M. Ass.* Chicago, 1892, XIX, 740.

63. Russell (C.-P.). — The eczemas of infancy and childhood, with special reference to etiologic and dietetic considerations. *Med. News.* Phila, 1892, LXI, 258-262.

64. Van Harlingen (A.). — The management of eczema in infants and young children. *Ann. d'obst., ginecopal. y pediat.* Madrid, 1892, XII, 321-326 ; *Internat. M. Mag.* Phila, 1892, I, 604-609.

65. WENDE (E.). — Infantile eczéma, *Internat. Clin.*
Phila, 1892, 2 s., III, 185-194.

1893. 66. BELLOT. — Étude clinique sur les dangers de la suralimentation chez les enfants. *Thèse*, Paris, 1893.

67. BULKLEY (L.-D.). — Typical and unusual cases of infantile ezcema and their treatment. Cas typiques et
inusités d'eczéma infantile : leur traitement. *Arch.
pediat.*, N. 7, 1893, X, 570, 573, 669-672, 839-842.

68. CARRIER (A.-E.). — The management of eczema in
children. *Tr. Mich. M. Soc.* Détroit, 1893, XVII,
53-64 ; *Med. Rec.* N.-Y., 1893, XLIV, 353-355.

69. COMBY. — Dangers de la suralimentation chez les
enfants. *Progrès médical,* septembre 1893.

70. DYER (J.). — Reflex eczema in children, with a clinical analysis of thirty selected cases. *Med. Rec.*
N.-Y., 1893, XLIII, 69-71.

71. LEGENDRE (P.). — Traitement de quelques maladies
de la peau chez l'enfant (érythèmes, eczéma, impetigo). *Revue pratique d'obstétrique et de pédia-
trie.* Paris, 1893, VI, 321-332.

72. MILLON. — Des manifestations cutanées dues aux vices
de la nutrition chez les enfants. *Thèse*, Paris, 1893.

1894. 73. BIDDLE (A.-P.). — Infantile eczema, especially in its
relation to the infant's face. *Physician et Surg.*
Détroit, Ann. Arlor, 1894, 440-446.

74. FEULARD (H.). — Eczéma séborrhéique ou dermatite
exfoliatrice chez une jeune enfant de 6 mois. *Ann.
de dermatol. et de syphil.* Paris, 1894, 3 s., V,
661 ; *Bulletin de la Société française de dermatol.
et de syphil.* Paris, juin 1894, 199-201.

75. HARRISSON (G.-B.). — Points in the etiology and treatment of infantile eczema. Étude sur l'étiologie et
le traitement de l'eczéma infantile. *Am. J. Obst.*
N.-Y., 1894, XXIX, 186-189.

76. HOLTON (W.-M.). — Some remarks on eczema of chil-

dren. Quelques remarques sur l'eczéma infantile. *J. Am. M. Ass.* Chicago, 1894, XXIII, 786.

77. Marfan. — Les eczémas des nourrissons, leurs rapports avec les vices de l'alimentation et les troubles digestifs. *Semaine médicale.* Paris, 1894, n° 18.

78. Montgomery (F.-H.). — Some common errors in the treatment of infantile eczema. *Tr. Illinois M. Soc.* Chicago, 1894, XLIV, 385-391.

1895. 79. Brunon. — Eczéma séborrhéique des jeunes enfants. Traitement. *Normandie médicale.* Rouen, 1895, nos 9, 11, 15.

80. Hall (H.-J.). — A mechanial treatment of eczema in young children. Traitement mécanique de l'eczéma chez les jeunes enfants. *Boston M. a. S. J.,* 1895, CXXXII, 59.

81. Legendre. — *Annales de dermatologie.* Paris, 1895.

82. — Septicémie d'origine buccale chez un nourrisson au cours d'un eczéma généralisé avec troubles digestifs rebelles. *Bulletins et Mémoires de la Société méd. des hôp. de Paris,* 1895, 31, XII, 509-513.

83. Perrin (L.). — Maladies de la peau et du cuir chevelu observées au Dispensaire des Enfants-Malades pendant l'année 1893-1894. *Marseille médical,* 1895, XXXII, 710-719.

84. Wyss (H.-O.). — Die Komplicationen des Ekzems im Kindersalter. Zurich, 1895, in-8.

85. Zeisler (G.). — Clinical Notes on infantile eczema. *Chicago Clin. Rev.,* 1895-96, V, 185.

1896. 86. Alger (E.-M.). — The cause and treatment of infantile eczema. *Am. med. Surg. Bull.* N.-Y., 1896, X, 121.

87. Concours médical. — Traitement de l'eczéma séborrhéique des jeunes enfants. *Concours médical,* 1895, XXXII, 710-719.

— 122 —

88. Dünges. — Zur Behandlung des Ekzems im Kindesalter. *Centralbl. f. Kindersh.* Leipz., 1896, n° 6.

89. Fox (G.-H.). — L'eczéma des enfants et son traitement. *Revue de thérapeutique.* Paris, 1896, n° 14,
422.

90. Ferrée. — Eczéma séborrhéique chez les enfants. Ses
causes, ses complications, son traitement. *Thèse,*
Paris, 1896.

91. Pusey (W.-A.). — Facial eczema in infants. *Chicago
Clin. Rev.,* 1896-97, VI, 607-624.

92. Rosenberger (R. C.). — The treatment of eczema in
children. *Med. Council.* Phila, 1896, I, 181-183.

93. Shoemaker (J.-V.). — Infantile eczema. *Med. Bull.*
Phila, 1896, XVIII, 2:0 ; *Internat. Clin.* Phila,
1896, 2 s., IV, 340-342.

94. Vallin. — L'alcoolisme par l'allaitement. *Académie
de méd.,* 20 octobre 1896.

95. Williamson (W.-D.). — Infantile eczema. *Tr. Maine
M. Ass.* Portland, 1896, XII, pl. II, 271-279.

1897. 96. Brouardel. — Traite de médecine et de thérapeutique
Brouardel et Gilbert, t. III. Article Maladies de la
peau, par MM.-Gaucher et Barbe.

97. Budin (P.). — Femmes en couches et nouveau-nés.
Paris, 1897.

98. Bulkley (L.-D.). — On the treatment of eczema in
children. Sur le traitement de l'eczéma chez les
enfants. *Arch. Pediat.* N.-Y., 1897, XIV, 81-84.

99. Czerny. — *Jahrbeil für Kinderheil.,* vol. XLIV et
XLV, 1897.

100. Fox (T.-C.). — The treatment of eczema in infants.
Treatment. Lond., 1897, I, 54.

101. Gall. — Retentissement sur les nourrissons des
troubles survenus chez la nourrice. *La Mère et
l'Enfant,* Th. Caradec, Brest, 13ᵉ année, 1ᵉʳ avril
1897, n° 4.

102. Williamson (W.-D.). — Infantile eczema. *Annales Gynec. A. Pediat.* Boston, 1897, X, 242-247.

1898. 103. Combes. — *Journal de médecine et de chirurgie pratiques,* à l'usage des médecins praticiens, 10 juin 1898, 419.

104. Comby. — L'eczéma infantile et son traitement. *Médecine moderne,* 1898, n° 4.

105. Kistler (W.-P.). — The treatment of crusta lactea on infantile eczema. Le traitement de la croûte de lait, ou eczéma infantile. *Med. Rec.* New-York, 1898, LIII, 231.

106. Leredde. — L'eczéma; maladie parasitaire. *OEuvre médico-chirurgicale,* 1898, n° 7.

107. Lyon (G.). — Traitement de l'eczéma infantile. *Revue de thérapeutiq. méd. et chirur.* Paris, 1898, n° 13, 465-466.

108. Meunier. — Convulsions du nouveau-né provoquées par l'alcoolisme de la nourrice. *Journal de médecine et de chirurgie pratiques,* 25 avril 1898, n° 7, 293.

109. Montgomery (F.-H.). — Some common errors in the treatment of infantile eczema. *Chicago Clinic,* 1898, XI, 241-244.

110. Perrier (E.). — Convulsions d'origine alcoolique chez un nourrisson élevé au sein par sa mère. *Annales de médecine et de chirurgie infantiles,* 15 juillet 1898, n° 14, 479.

111. Rheiner (G.). — Ueber die sogen, Flechtenkrankheit (Ekzem) mit besonderer Berücksichtigung des Kindesalters. *Schweiz. Bl. f. Gsndhtepfig.* Zurich, 1898, n. s., XIII, 339-356.

1899. 112. Allen. — Treatment of eczema in infants am children. Traitement de l'eczéma chez les enfants. *N.-York M. J.,* 1899, LXIX, 433-436.

113. Bailey (Th.). — De l'emploi de l'acide lactique

— 124 —

comme antiseptique intestinal dans les diarrhées des enfants et dans les dermatoses prurigineuses. *Thèse,* Paris, 1899.

114. Bosvieux. — Considérations sur la nature parasitaire de l'eczéma. *Thèse,* Paris, 1899.

115. Chapin (H.-D.). — The treatment of chronic eczema at the babie's wards. Le traitement de l'eczéma chronique dans les crèches. *Post Graduate.* New-York, 1899, XIV, 697-699.

116. Jacquet (L.). — Eczéma des nourrissons; périodes menstruelles et allaitement; nourrices alcoolisées; lait vieux, lait jeune et dermatoses; obésité et eczéma; ecthyma térébrant infantile. *Médecine moderne.* Paris, 1899, X, 163.

117. Lesage. — Gastro-entérite des nourrissons. *Œuvre médico-chirurgicale.* Paris, 1899.

118. Marfan. — Eczéma des nourrissons. *Hygiène lactée.* Paris, 1899, II, 166.

119. — Traité de l'allaitement et de l'alimentation des enfants du premier âge. Paris, 1899.

120. Neuberger. — Ueber die Heilung von chronischen Eczemen des Saünglings und Kindersalters durch Arsenik. Guérison de l'eczéma chronique des nourrissons et des enfants par l'arsenic. *Arch. f. Dermat. und Syph.* Wien und Leipzig, 1899, XLVII, 195-202.

121. Rille (J.-H.). — Ueber die Behandlung des Ekzems in Kindesalter. Sur le traitement de l'eczéma dans l'enfance. *Verhandl. d. Gesellsch. deutsch. naturf. u. Aerzle.* 71 Vers., 1899-1900, 2 Th, 2 Hälfte, 411.

122. *Semaine médicale.* — La médication arsenicale contre l'eczéma chronique chez les petits enfants. *Sem. médicale,* 1899, n° 8, 62.

1900. 123. Bouchard. — Pathologie générale, t. III, 1900.

124. Brocq. — L'origine parasitaire des eczémas. Rapport au *XIIIe Congrès international des sciences médicales de* 1900. Section de dermatologie et de syphiligraphie.

125. Budin. — Le Nourrisson. Paris, O. Doin, 1900.

126. Jemma. — L'eczema seborroico dei lattanti. *Gaz. d'Osp.* Milano, 1900.

127. Leistikow (L.). — Traitement de l'eczéma du cuir chevelu chez l'enfant. *Méd. mod.*, 1900, 267-269-277. Extrait de la thérapeutique des maladies de la peau, 1897. Traduction et annotation de J. Darier. J. Rueff.

128. Leistikow (L.).— Zur Behandlung des Kinder eczems. Du traitement de l'eczéma infantile. *Monath. f. prakt. Dermat.* Hambourg, 1900, XXXI, 251-253.

129. Marfan. — Dell' eczema dei bambini. *Gazz. d. Osp.* Milano, 1900, XXI, 487-488.

130. Perrin (L.). — Dermatoses prurigineuses des enfants. *Marseille médical*, 1er mai 1900.

131. Pokitonoff (Mme de). — L'eczéma des enfants en bas âge; hygiène des petits eczémateux. *Annales de méd. et de chirurg. inf.* Paris, 1899, III, 588-595, 727-731. 1900, 12-15.

132. Rille (J.-H.). — Ueber die Behandlung des Ekzems in Kindesalter. *Jahrb. f. Kinderh.* Leipz., 1900, 3e s., I, 385-402.

133. Unna (P.). — Ueber die ätiologische Bedentung der beine Eckzem gefundenen Kokken. Du rôle étiologique des microcoques dans l'eczéma. *Monath. f. prakt. Dermatol.*, 1er septembre 1900.

134. Ward. — De la circoncision dans l'eczéma infantile. *Clinique Montréal*, 1900.

1901. 135. Leullier. — De l'eczéma arthritique chez l'enfant et spécialement chez le nourrisson. *Thèse*, Paris, 1901.

136. Pierra. — La surcharge alimentaire, cause d'intolérance gastro-intestinale chez le nourrisson. *Thèse,* Paris, 1901.

137. Roche. — Influence de la menstruation de la nourrice sur l'enfant qu'elle allaite. *Thèse,* Paris, 1901.

138. Sherwell (S.). — On the effect of topical applications of excessive strength and improper diet and Hygiene in prolonging and causing skin diseases in infants and young children. De l'influence exercée par un régime trop fortifiant et mal choisi et par une hygiène défectueuse sur le développement et l'évolution des maladies cutanées chez les enfants et les nourrissons. *Med. Record,* 5 janvier 1901.

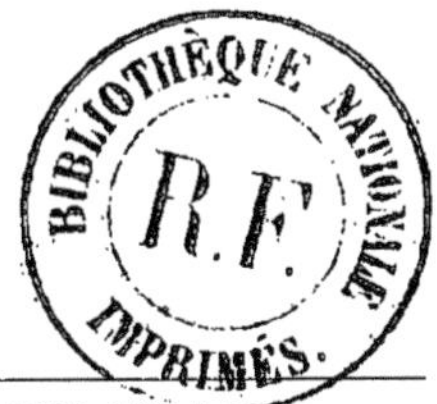

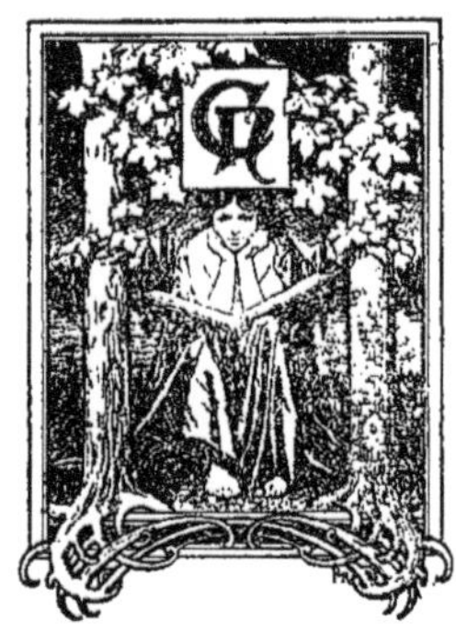